먹어도 살찌지 않는
기적의 간식 활용법

간식
혁명

먹어도 살찌지 않는
기적의 간식 활용법

간식
혁명

아다치 가요코 지음 | 채숙향 옮김

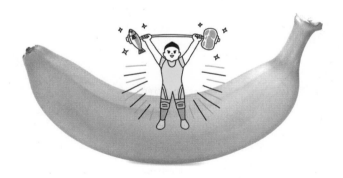

◎ 일요일

목차

C O N T E N T S

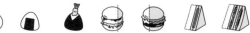

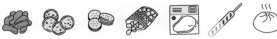

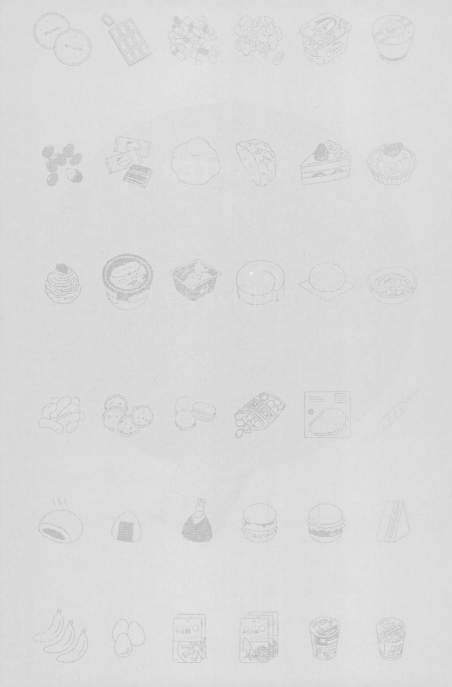

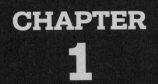

CHAPTER
1

간식에 대한 새로운 상식

살을 빼고 싶은 사람, 건강해지고 싶은 사람은
간식을 먹어라!

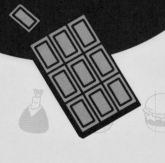

01

기분 좋은 새로운 상식

간식을 먹는 사람은 살찌지 않고
지금보다 건강해질 수 있다.

왜 간식을 먹는 사람이 건강해지고
이상적인 몸매를 갖게 될까?

"간식을 먹으면 살이 찔 것 같아요. 그래서 가능한 한 군것질을 참습니다."

아마도 대부분의 사람들이 이렇게 생각하고 있을 것이다.

하지만 이것은 사실이 아니다. 오히려 **간식을 먹음으로써 비만을 방지하고, 더 나아가 '건강해질' 수도, 또 '살을 뺄' 수도 있다.**

그렇다고 섣불리 "아, 그래요? 그럼 오늘부턴 먹고 싶은 걸 마음껏 먹어도 되겠네요!"라고 단정짓지는 말라. 비만 방지와 다이어트는 모두 간식의 역할을 제대로 이해하고, 이를 생활에 잘 도입했을 때만 가능한 일이기 때문이다. 이 책을 통해서 몇 가지 비결을 독자들에게 전해주고자 한다.

⊙ 간식을 먹는 게 몸에 좋다.

여러분은 보통 몇 시쯤 저녁을 먹는가? 예를 들어 12시에 점심을 먹는다 하면 저녁은 몇 시에 먹는가?

직장인이라면 대개 오전 업무를 마치고 12시에서 1시 정도에 점심을 먹는다. 잠시 쉬고 나서 오후에 열심히 일을 하고, 퇴근은 빨라봤자 오후 6시 정도 한다. 늦으면 밤 9시나 10시에 할 수도 있고, 때로는 자정을 넘기기도 한다.

그렇게 되면 저녁은 빨라봤자 밤 8시쯤 먹게 될 것이다. 늦으면 10시나 11시를 넘길 수도 있다. 안타깝지만, 바쁜 일상 속에서 이런 사이클로 생활하는 사람이 꽤 많다.

집에 있는 사람들은 또 어떤가? 가족이 집에 오길 기다리거나 아니면 볼 일이 생기는 바람에 점심과 저녁 사이의 간격이 8시간 이상 벌어지는 경우가 생긴다.

이렇게 '점심과 저녁 사이의 간격이 크게 벌어지면' 저녁 식사 시간이 되기 전에 배가 고파지는 것은 너무도 당연한 일이다.

문제는 바로 이 '배고픔'이다. 배가 고파지면 다음 식사 때 많이 먹고 싶어지는데, 이것은 단순히 기분 문제가 아니라, 뇌에서 "다음 식사는 많이 드세요."라는 신호를 보내기 때문이다. 그래서 식욕이 이성을 이기면서 저녁을 과식하게 되는 것이다.

저녁을 과식하는 생활이 계속되면 어떻게 될까? 그러면 다양한 원인의 병이 생기기도 하고, 비만으로 이어지기도 한다. 노화가 가속될 수도 있다. 그 외에도 여러 가지 안 좋은 일들이 우리 몸에서 발생하게 된다.

바로 이것이다. '저녁을 과식하는 것'은 우리가 상상하는 것 이상으로 몸에 악영향을 끼친다.

점심과 저녁 사이의 간격이 크게 벌어지지 않도록 현명하게 간식을 섭취하라, 그러면 질병이나 컨디션 난조, 비만, 노화 등의 원인이 되는 "저녁과식"을 방지할 수 있다.

이것이 바로 내가 간식을 추천하는 첫 번째 이유이다.

식생활의 질은 「혈당치」로 결정된다!

　간식을 현명하게 섭취하기 위한 열쇠는 바로 "혈당치"이다. 혈당치라고 하면 "당뇨병이 있는 사람이나 신경 써야 하는 거 아냐?"라고 생각하는 사람이 있을지 모르지만, 그렇지 않다. 혈당치에 대한 정확한 지식을 갖는 것은 현재 당뇨병에 걸리지 않은 사람에게도 대단히 중요하다. 그것은 질병을 미연에 방지할 뿐만 아니라, 다이어트나 업무의 효율 증진 등 다양한 효과를 가져다주기 때문이다.

　혈당치란, 간단히 말해 '혈액 속 포도당의 양을 나타내는 수치'이다. 포도당은 우리가 활동하는 데 필요한 주요 에너지원인데, 혈액 속에 포도당이 지나치게 많거나 적으면 우리 몸은 힘을 제대로 발휘하지 못한다.

　혈당치가 지나치게 올라가면 건강한 사람이라도 쉬 지치거나 나른해지며, 거꾸로 지나치게 내려가면 불안해지거나 사고력과 집중력이 저하되고 졸음이 몰려오게 된다. 특히 수면이 부족한 것도 아닌데 점심 식사 후에 졸음을 느낀다면, 그 역시 혈당치가 오르내리는 것과 깊은 관련이 있다.

　혈당치에 대해서는 제3장(122쪽)에 자세히 나와 있다. 현명한 간식 생활의 힌트로 활용하기 바란다.

점심과 저녁 사이의 간격이 크게 벌어지는 것보다는
중간에 간식을 먹는 편이 몸에 좋다

02

체형 유지와 다이어트

체지방을 버릴 때 "간식은 살찐다"는
잘못된 믿음도 버리자!

'간식을 먹기 때문에 살이 빠지는' 인체의 구조란?

음식과 연관해서 말할 때, 살이 찔지 안 찔지의 여부는 하루에 섭취하는 총 칼로리에 달려 있다.

한 마디로 말해 하루의 섭취 칼로리가 소비 칼로리를 초과하면 살이 찐다. 거꾸로, 섭취 칼로리가 소비 칼로리보다 적으면 살이 빠진다. 매우 간단하다. 따라서 섭취 칼로리가 소비 칼로리를 웃돌지 않도록 하는 것이 바로 체형 유지와 다이어트의 비결이다.

물론 하루 권장 칼로리는 나이와 성별, 체격에 따라 개인차가 있다. 하지만 **아침 · 점심 · 저녁, 그리고 공복 때마다 먹고 싶은 것을 배가 잔뜩 부를 때까지 먹으면 어떤 사람이라도 칼로리가 초과되는 것이 당연하다.** 그리고 그런 생활을 지속하면 당연히 살이 찐다.

여기에 중요한 것 중 하나가 점심 식사와 저녁 식사 사이의 간격이다. 점심과 저녁의 간격이 긴 사람은 과식 외에도 위험 요소가 하나 더 있다. 그것은 바로 **'더 살찌기 쉬운 음식을 먹고**

싶어진다'는 것이다.

생리학적으로 말하면, 배가 고픈 상태는 '혈당치가 내려가 있는 상태'이다. 바꿔 말하면 '몸이 에너지 부족을 느끼고 있는 상태'라는 것이다. 그런 상황에서 식사를 하면 우리 몸은 가장 먼저 '혈당치를 확 끌어올릴 수 있는 음식', 다시 말해 '빨리 에너지로 바뀌는 음식'을 원하게 된다. 그 필두에 서 있는 것이 바로 밥이나 빵 같은 탄수화물(당질)이다.

많은 사람들은 저녁 식사 때 밥이나 빵 같은 것을 먹지 않으면 뭔가 부족한 느낌이 든다고 하는데, 그 이유는 먹은 것이 에너지로 바뀔 때까지 걸리는 시간 때문이다. 밥이나 빵은 에너지로 전환되는 시간이 빠르기 때문에 쉽게 피로감이 든다.

문제는 바로 여기서 발생한다. 혈당치를 급격하게 올리는 당질은 에너지로 바뀌기도 쉽지만, 동시에 **'체지방'으로 바뀌기도 쉽다.** 게다가 간 혈당치는 이후 다시 떨어질 때도 급격하게 떨어진다. 따라서 **식사를 마친 지 얼마 되지 않았는데도 곧바로 공복감을 느끼고 당질을 요구하는** 악순환에 빠지게 된다. 이처럼 **저녁 식사 전에 찾아오는 배고픔은 비만으로 이어지기 쉬운 음식(=당질)을 많이 먹고 싶어진다**는, 인체의 무시무시한 욕구를 부채질하는 것이다.

⊛ "군것질은 참아야 한다!"는 생각에서 시작되는 비만의 악순환

지금 이 책을 읽고 있는 독자들 중에서도 저녁에 약간 출출할 때, "안 돼, 참아야지! 암, 참아야 하고 말고." 하고 생각하는 분들이 많을 것이다. 혹은 "사실 안 먹는 게 좋을 것 같긴 한데…." 하고 죄의식을 느끼면서 과자를 먹었던 분도 있을 것이다.

하지만 그렇지 않다. 오히려 저녁의 공복을 간식으로 잘 보충해주어야 비만으로 이어지기 쉬운 식욕을 억제할 수 있다. 그렇게 해야 하루 총 섭취 칼로리도 적절한 양으로 맞출 수 있게 된다.

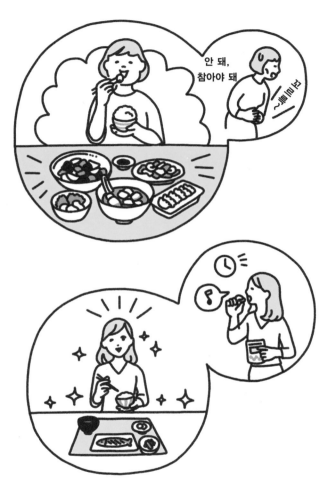

'간식을 참아서' 저녁을 과식하는 사람 VS
'현명하게 간식을 먹어서' 저녁도 적절한 양으로 먹는 사람

그렇다. 우리는 이제 **간식을 억제하거나 참을 필요도, 간식을 먹었다고 죄의식을 가질 필요도 없다!**

⊙ 간식으로 건강하게 살을 빼는 지혜!

지금 현재 다이어트 중인가?(즉, 하루 섭취 칼로리를 평소보다 줄이고 싶은가? 혹은 건강하게 살을 빼고 싶은가?) **그렇다면 오히려 간식을 먹도록 하라.**

앞에서 말했듯이, 점심 식사와 저녁 식사 사이에 '간식'을 조금 먹으면 저녁 식사 전에 느낄 '배고픔'을 방지할 수 있다. 그러면 저녁 식사 때가 되어도 배가 지나치게 고프지 않아, 생각해서 먹을 '마음의 여유'가 생긴다.

바로 이 여유가 식욕을 방어하게 된다. 나도 모르게 고칼로리 음식에만 손이 가는 일도 사라지고, 과식하지 않으려는 마음도 강해진다. 지나치게 배가 고프지 않으면 하루 섭취 칼로리를 스스로 조절하는 일은 결코 어렵지 않다.

또한 **간식으로 "특정 영양소"를 적극적으로 섭취하면, 결과적으로 체지방도 감소하게 된다**(78쪽). 한 걸음 더 나아가, 평상시의 식사로는 부족하기 쉬운 영양소를 간식으로 섭취한다는 의식을 가지면, 영양 밸런스도 개선되고, 건강도 증진되며, 노화 예방에 비용 효과까지 기대할 수 있다(30쪽).

이처럼 현명한 간식 활용법을 소개하는 것이 바로 이 책의 목적이다. 하지만 그렇다고 특별한 음식을 사거나 평소보다 돈을 더 쓸 필요는 없다.

이 책에서는 모두 편의점이나 슈퍼에서 살 수 있는 음식들을 소개한다. 누구나 자연스럽게 "저거 먹고 싶다."고 생각할 만한 것들이다. 소위 "다이어트 식품"이나 "건강식품"만을 추천할 생각도 없다. (물론 그런 것들도 잘 활용하면 건강에 도움이 된다)

맛있는 간식을 즐겁게 먹음으로써 칼로리도 조절하고 영양도 보충할 수 있다. 앞으로는 간식을 먹을 때 이러한 인식을 갖도록 하자. 그럼으로써 건강한 몸을 만들어 가자!

「밥」이나 「빵」은 다이어트의 천적?!

앞에서 밥이나 빵 같은 탄수화물(당질)은 에너지로 바뀌기 쉬운 음식이라고 설명했다.

탄수화물은 체내에서 에너지로 변환되는 3대 영양소 중 하나로, 우리가 살아가는 데 빼놓을 수 없는 영양소다. 당질과 식이섬유를 합친 것으로 밥이나 빵 외에도 면류, 분식류, 감자·고구마류에 많이 포함되어 있다.

최근에는 건강과 체형 유지를 위해 당질을 지나치게 섭취하면 안 된다는 지적이 많이 나오고 있다.

사람들은 흔히 고기나 생선 등에 포함된 "지질"을 과도하게 섭취하면 몸에 지방이 붙는다고 생각하는데, 사실 인간의 몸은 그렇게 단순하게 작동하지 않는다. 오히려 당질이야말로 우리 몸에 지방을 붙이기 가장 쉬운 영양소이다. 특히 당질만 지나치게 섭취하는 것은 "당뇨병"의 원인이 된다.

현명한 간식 섭취의 열쇠는 '당질을 얼마나 섭취하는가'에 있다. 그러므로 당질에 효과적으로 섭취하기 위한 방법을 익히는 것이 무엇보다 중요하다.

03

집중력 유지 및 스트레스 대책

짜증, 초조, 감정 기복
이것이 바로 간식이 부족하다는 신호이다!

일과 공부의 효율을 높이는
간식의 효능

간식의 효능은 '살이 찌는 행동(즉, 저녁 과식 혹은 당질 과식)'을 방지하는 것만이 아니다. 간식의 중요한 효과 중 하나는 집중력 상승이다.

배가 너무 고플 때, "왠지 머리가 돌아가질 않아…."라고 느낀 적은 없는가? 괜히 멍해진다든지 머리가 저린 것은 혈당치가 떨어졌을 때 나타나는 전형적인 증상이다.

앞서 잠시 언급했듯이, 혈당치가 떨어지면 몸은 에너지 부족을 느끼게 된다. 특히 뇌는 당질을 주요 에너지원으로 사용하는 '대식가' 장기이기 때문에(28쪽), 공복 상태가 되면 즉각적으로 활동이 느려진다.

건강한 사람이 아침 점심으로 균형 잡힌 식사를 하면, 점심 식사 후 몇 시간이 지나 극도로 혈당치가 떨어지는 일은 없을 것이다. 가령 12시에 점심을 먹고 오후 6시나 7시에 저녁을 먹는다면, 간식을 먹을 필요가 없는 이상적인 식사 사이클이라고 할 수 있다.

하지만 점심과 저녁의 간격이 크게 벌어진다면 이야기는 달라진다. **시간이 지날수록 혈당치가 떨어지고 뇌의 활동도 점점 느려지는 것이다.** 그럴 때 재빨리 뭔가를 먹어 혈당치가 과도하게 떨어지는 것을 막을 수 있다면, 우리는 집중력을 계속 유지할 수 있게 된다.

🔘 간식, 참는 게 능사가 아니다!

또한 무시할 수 없는 것이 '공복 스트레스'이다.

배가 너무 고프면 작은 일에도 초조해지거나 평소 같으면 아무것도 아닐 일에 신경을 곤두세우기 쉽다. 공복은 그 자체로 스트레스가 되며, 일이나 공부를 방해하는 요인이다.

만약 우리가 "간식=참아야 하는 것"이라고 생각하면, 어떻게 해도 스트레스를 받게 될 것이다. 간식을 먹지 않고 참으면 공복으로 인한 스트레스가 쌓일 것이고, 간식을 먹으면 결국 먹었다는 사실에 대해 스트레스를 느낄 것이다. 먹든 먹지 않든 우리 몸은 스트레스를 받는다.

스트레스를 받으면 우리 몸은 불필요한 작용을 하게 된다.

예를 들어, '스트레스 호르몬이 분비'되면 비타민C 등의 영양소까지 소비된다. **일은 진척되지 않고, 마음은 점점 더 초조해지며, 체내의 영양소는 낭비된다. 결국 하나도 좋을 게 없다.**

따라서 "간식=몸에 좋은 것"으로 발상을 전환하라. 그리고 점심과 저녁 사이에 간식을 먹되, 저녁 시간대에 알맞은 간식을 먹으라. 그러면 그 모든 문제들이 해결된다.

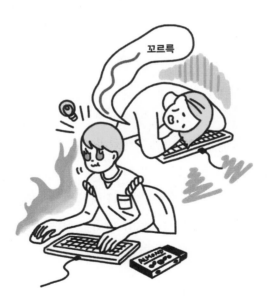

효과적인 간식으로 "집중력을 유지"한다.

뇌는 대식가?

　우리의 생명과 활동은 뇌에 의해 조절되고 있다. 그런데 그 뇌를 움직이는 영양소가 다름 아닌 "당질"이다. 다른 장기는 단백질이나 지질에서도 에너지를 얻지만, 뇌만큼은 당질에서 만들어지는 포도당에서만 에너지를 얻는다.

　게다가 개인차는 있지만, 뇌는 전체 칼로리 소비량의 약 18%를 차지한다. 뇌는 포도당만 먹는 "편식가"임과 동시에, 작지만 많은 것을 필요로 하는 "대식가" 장기다. 따라서 제대로 된 두뇌 활동을 위해서는 일정량의 당질을 섭취해야 한다.

　참고로, 뇌가 포도당을 흡수하기 어려워진 상태가 소위 "알츠하이머형 인지증(치매)"이다. 그래서 포도당으로 바뀌는 뇌의 에너지원으로서, 뇌질에서 만들어지는 케톤체가 주목을 받고 있는데, 그것은 어디까지나 대체물에 불과하다. 그보다는 적절한 양의 포도당을 뇌에 공급하는 것이 중요하다. 그러려면 영양의 밸런스를 생각해야 한다. 결국 효과적인 간식 섭취를 통해 "알츠하이머형 인지증(치매)"까지 예방하게 되는 것이다.

공복 상태가 오래 지속될 때는 식욕을 참지 말고
간식을 먹음으로써 집중력을 유지하는 것이
바람직하다.

04

건강 및 체력 증진

삼시 세끼만으로는
영양이 부족하다!

식사로는 섭취하기 힘들지만, 간식으로는 곧바로 섭취할 수 있는 다섯 가지 영양소

쉽게 지친다. 금세 컨디션이 나빠진다. 스태미너가 부족하다. 스트레스 받을 때가 많다. 피부가 거칠어지거나 몸이 차다. 이중 하나라도 해당사항이 있다면 당신에게는 간식이 필요하다.

따라서 **"평상시의 식사로 충분히 공급받지 못하는 영양소는 간식으로 섭취한다."**고 생각을 바꾸라. 이러한 발상의 전환은 일상생활에 활력을 주거나 건강 상태를 개선하기 위해 꼭 필요하다.

우선, 매일 어떤 음식들을 먹는지 점검해보라.

가령 밥이나 면류는 많이 먹는데 야채는 별로 먹지 않는가? 고기만 먹고 생선은 잘 안 먹는가? 식습관에 해조류나 견과류나 유제품이 거의 없는가? 이래서는 몸에 필요한 영양소를 균형 있게 섭취한다고 할 수 없다.

현대 사회에서는 음식이 풍족하나 실은 **"배불리 먹어도 영양실조"**라는 모순된 현상이 나타난다. 이를 해결하기 위해서도 간식은 필요하다.

영양만 생각한다면, 이제껏 간식을 전혀 먹지 않던 사람도 앞으로는 꼭 먹어야 할 판이다. 그만큼 현대인들의 '영양소 편중'은 매우 심각하다.

⦿ "간식으로 영양을 보충한다"는 발상이 건강의 비결

대부분의 경우 간식으로는 세 끼 식사와는 다른 것을 먹는데, 그때가 바로 부족한 영양소를 보충할 수 있는 기회다. 간식의 이상적인 영양 밸런스에 대해서는 앞으로 조금씩 소개할 것이고, 우선은 특별히 간식으로 섭취해야 하는 영양소만 언급해 보겠다.

비타민C: 식사 때 생야채나 과일을 먹지 않는 사람은 부족할 수 있다.

비타민C는 노화 방지에 도움이 되는 항산화 물질이며, 피부나 뼈에 탄력을 부여하는 콜라겐 생성에도 필수적인 영양소이다.

또 스트레스에 대항하는 코르티솔이라는 호르몬의 재료이기 때문에, 스트레스가 많은 사람일수록 비타민C가 필요하다. 간식으로 과일을 먹으면 자연스럽게 보충할 수 있다.

칼슘: 유제품이나 작은 생선을 충분히 먹어야 한다.

칼슘은 뼈나 치아의 재료가 되는 것 외에도, 근육이나 혈관의 기능 향상, 신경전달물질 분비, 체내에 들어온 유해물질의 배출 등에 도움이 되는 영양소이다. 또한 스트레스를 느끼면 쉬 사라지는 미네랄이므로, 스트레스가 많은 사람일수록 칼슘을 의식적으로 충분히 섭취해야 한다.

요구르트나 치즈 같은 유제품은 편의점에서 쉽게 구입할 수 있다.

철분: 쉽게 피곤해지는 사람, 특히 여성이라면 의식적으로 섭취하자.

철분이라 하면 역시 가장 먼저 혈액이 떠오를 것이다. 이는 철이 적혈구 속에 있는 헤모글로빈을 구성하기 때문이다. 헤모글로빈은 온 몸에 산소를 운반하는 역할을 하는데, 그래서 그 재료인 철이 부족하면 우리 몸은 산소가 부족한 상태가 된다. 쉽게 피곤해지고 머리가 멍해지는 등, 소위 빈혈 증상이 나타나는 건 철분이 부족하기 때문이다.

철분이 많이 들어있는 음식에는 프룬이나 건포도 등이 있다. 간식으로 손쉽게 먹을 수 있는 음식들이다. 또한 철분을 강화한 요구르트 같은 것도 지금은 어디에서나 구입할 수 있다.

마그네슘, 아연: 견과류를 섭취하지 않는 사람에게 부족하기 쉬운 영양소.

마그네슘은 비타민B군의 작용을 돕는 등, 체내의 다양한 대사 작용과 신경전달물질의 생성을 돕는다. 따라서 에너지 생성과 호르몬 분비에서부터 지질 대사나 동맥경화 억제에 이르는 중요한 생명 유지 기능에 꼭 필요한 영양소이다.

그리고 아연은 다양한 대사를 담당하는 효소의 작용에 필수 불가결한 영양소다. 체내에 아연이 부족하면 면역력 저하나 피부염, 우울증 등이 나타난다.

마그네슘이나 아연은 아몬드와 같은 견과류에 많이 포함되어 있다.

컨디션 난조를 해결하는 영양 리스트

우리가 먹는 음식이 우리 몸을 만든다. 즉 컨디션이 다소 좋지 않을 때에도 음식(영양 섭취)에만 잘 신경을 쓴다면 증상을 개선할 수 있다.

· 피부가 거칠어질 때:

비타민C, 비타민A(장어, 계란, 황록색 채소 등), 비타민E(견과류 등), 요오드(해조류) 등

· 손톱이 갈라질 때:

비타민A, 칼슘, 비타민B(돼지고기, 간, 콩 제품 등), 엽산(황록색 채소, 김) 등

· 눈이 침침할 때:

비타민A, 안토시아닌(포도, 블루베리) 등

· 냉증이 있을 때:

비타민E, 철분(간, 청어, 낫토, 해조류 등), 칼슘, 마그네슘 등

· 부종이 생길 때:

칼륨(과일, 콩류, 견과류, 해조류 등), 사포닌(오이, 수박) 등

· 변비나 설사가 났을 때:

식이섬유(해조류, 황록색 야채, 감자·고구마류, 과일), 유산균 등

· 위장 장애가 일어났을 때:

무틴(참마, 오크라, 장어 등 점액질이 강한 식품), 비타민U(양배추, 상추) 등

· 피로가 심할 때:

단백질, 칼슘, 마그네슘, 비타민B, 구연산(시트러스 계열 과일, 매실 장아찌 등), 판토텐산(간, 낫토, 연어, 벌꿀) 등

· 탈모가 진행될 때:

아연(소고기, 돼지고기, 새우·오징어류), 철, 망간(생강, 일본차, 자소엽, 바지락 등), 비타민B 등

간식을 통해 평상시의 식사만으로는
고루 섭취하기 어려운 영양소를 보충하라.

05

노화 예방 및 장수

50세 이후 건강과 장수의 열쇠도
간식이다!

50세 이상의 여성, 70세 이상의 남녀에게 간식이 필수인 이유

특별히 **중년으로 넘어가면 의식적으로, 그리고 전략적으로** 간식을 섭취해야 한다. 젊은 시절부터 잘못된 식습관을 가지게 되면 컨디션 난조가 나타나기 쉽다. 대수롭지 않게 여기기 쉬운 문제지만 이것이 병으로 이어질 수도 있다.

가령 후생노동성 발표에 따르면, 간호가 필요한 고령자의 약 10%가 "골절 및 전도(顚倒)"를 경험한다. 젊었을 때는 뼈에도 탄력이 있기 때문에 칼슘이 다소 부족해도 골절이 되지는 않을 수도 있다. 하지만 나이가 들면 이야기가 달라진다.

특히 여성은 폐경을 맞이하는 50세 전후부터 골량이 급격히 감소하여, 60대에는 2명 중 1명, 70세 이상이 되면 10명 중 7명이 골다공증에 걸린다고 한다. 여성 호르몬의 작용 때문이기도 하지만, 가볍게 넘어지기만 했는데 뼈가 부러지는 것은 분명 "칼슘이 부족"하기 때문이다.

이때 간식을 통해 비타민D와 필수 아미노산, 특히 로이신을 보충해준다면 큰 효과를 볼 수 있다. 이런 영양소들은 근력을 상승시켜주는데, 이처럼 근육을 단련하는 것만으로도 골절이나 그로 인한 '자리 보전'을 막을 수 있기 때문이다.

또한 현재 폭발적으로 증가하고 있는 **"치매"를 예방하는 데도 적절한 식사와 간식 섭취가 도움을 준다**고 알려져 있다.

간식을 먹는 구체적인 방법은 제2장(52쪽)에서 자세히 설명하겠지만, 어쨌든 50세가 넘으면 더욱 의식적으로 '지금 나에게 필요한 영양소'에 초점을 맞춰 먹을 것과 먹는 방법을 골라야 할 것이다.

건강이나 영양에 대한 지식이 깊어질수록 **"간식이야말로 건강을 향상시킬 수 있는 기회"**라는 사실을 확실하게 느낄 수 있을 것이다.

⠿ 남녀 70세 이상, 자유로운 간식 섭취!

간식은 식욕 감퇴로 '의도치 않게 체중이 감소'하는 사람에게도 필요하다. 이는 고령자들에게 흔한 현상이다.

종종 "나이가 들면 먹는 양이 줄어든다."는 말을 듣곤 하는

데 물론 원래 과식했던 사람이 적절한 양의 식사를 하게 되어 건강하게 살이 빠지는 것은 좋은 일이다. 하지만 최저 필요량조차 먹지 못해서 영양 상태가 나빠지고 여위게 되는 것은 매우 심각한 문제이다.

올해 92세인 우리 어머니는 한때, 피로골절로 인한 통증 때문에 식욕이 감퇴하여 38kg였던 체중이 32kg까지 격감했었다. 그래서 먹기 시작한 것이 포만감은 생기지 않지만 영양가가 높고 에너지로 바뀌기 쉬운 간식이었다. 이런 경우에 편리하게 섭취할 만한 영양보조식품을 182쪽에 제시해 놓았다. 먹는 양이 줄어든 사람에게 가장 적합한 간식이다. 우리 어머니의 체중 회복에 도움이 된 음식들이다.

간식은 고령자의 식욕 감퇴에도 대단히 유효한 영양 보충법인 것이다.

간식으로 '9988234'의 꿈을 이룰 수 있다.

　고령이 되면 서서히 근육량이 줄게 된다. 특히 남성에 비해 근육
량이 적은 여성의 상태가 좀 더 심각해진다. 약간만 식욕이 감퇴해
도 몸은 금세 단백질 부족, 근육량 부족에 시달리게 된다.

　우리 몸의 근육은 온 몸의 뼈를 지탱하고 있다. 따라서 근육량이
줄면 몸의 균형이 무너지면서 쉽게 넘어지고, 골절도 쉽게 일어난
다. 굴러서 대퇴골이라도 골절되면, 이를 계기로 꼼짝없이 자리를
보전하다 침대 위에서 여생을 마치는 경우도 흔하다. 이 문제는 근
육량이 부족한 여성들에게 더 심각하게 나타난다. 그 때문에 "여성
이 남성보다 '9988234(99세까지 팔팔하게 살다가 이틀만 앓고 3일
째 죽는 것이 행복한 인생이라는 뜻)'하기 어렵다."는 말까지 있는 것
이다.

　물론 남성들과도 무관한 이야기가 아니다. 나이가 들수록 근육
이 줄어드는 것은 여성이나 남성이나 동일하기 때문이다.

　노쇠하여 자리만 보전하는 사태를 방지하기 위해서라도 고령자
는 열심히 분발하여 간식을 먹어야 한다. 그것이 건강과 장수를 위
한 길이다.

50세 이후에는 간식을 적절히 섭취함으로써
영양을 보충하고 건강을 지킬 수 있다.

06

혈당치 조절

쉽게 살이 찌는 사람, 비만인 사람,
혈당치가 높은 사람도 간식을 섭취하라.

이제 더 이상
식욕을 억제하지 말자

공복을 참아야 할 만큼 식사와 식사 사이의 시간이 길다면 그 누구든 간식을 먹는 것이 좋다.

의외일지 모르지만, **체질적으로 쉽게 살이 찌는 사람이나 지금까지 비만이었던 사람 역시 간식을 먹어도 상관없다. 아니, 오히려 적극적으로 간식을 먹어야 쉽게 살이 찌지 않는다고 할 수 있다.** 적절한 간식을 섭취함으로써 영양 밸런스가 잡히게 되고, 결과적으로 1일 총 섭취 칼로리를 넘지 않도록 조절할 수 있기 때문이다.

그렇다면 '**이미 혈당치가 높은 사람**', 더 나아가 '**당뇨병에 걸린 사람**'의 경우는 어떨까? 결론부터 말하자면, 무엇을 먹을지 제대로 고를 수만 있다면 그 사람들도 **간식을 먹어도 된다.**

물론 일본 당뇨병학회 가이드라인에서는 간식을 장려하지 않는다. 의료현장에서도 간식을 삼가도록 지도할 것이다. 올바른 지식 없이 간식을 먹으면 안 된다는 것은 틀림없는 사실이다.

하지만 문제는, 당뇨병학회 가이드라인은 금지사항이 지나치게 많다는 것이다. 당뇨병 환자들의 대부분은 원래부터 먹는 것을 매우 좋아한다. 그런 사람들에게 "이건 먹어선 안 돼, 먹고 싶어도 참아."라는 식으로 말하는 것은 너무 지나친 처사이다. 그렇게 되면 일상의 즐거움을 잃어버리기 쉽고, 결과적으로는 "무엇을 위해 당뇨병을 치료하는지"를 고민하게 될 것이다.

당뇨병 환자에게 정말 문제가 되는 것은 '먹는 행위' 자체가 아니라 '먹은 결과 혈당치가 급상승하는 것'이다. 뒤집어 말하면, **혈당치가 급격하게 올라가지 않도록 하면서 하루 총 섭취 칼로리 한도를 지킬 수 있다면 간식을 먹어도 문제가 없다는 것이다.**

무엇을, 어떻게 먹느냐에 따라 지금까지 "절대 안 된다!"고 생각했던 간식을 먹어도 된다면 더 없이 행복한 일상을 보낼 수 있지 않겠는가?

운동으로 살을 쫙 빼기는 어렵다!

최근 들어, "운동으로 대사량을 높여 체중이나 체지방을 줄이자."는 이야기를 종종 듣게 된다.

물론 운동을 해서 근육량이 늘어나면 대사량이 확실히 늘어나는 것은 사실이다. 대사가 활발해지면 지방이 연소된다는 인식도 틀림없는 사실이다.

하지만 살이 빠질 정도로 근육을 만들어 대사량을 올린다거나, 운동을 통해 살을 빼려고 하는 것은 결코 쉬운 일이 아니다. 예를 들어, 다이어트에 효과가 있다고 하는 워킹만 보아도 알 수 있다. 표준체형인 성인이 30분을 열심히 걸어도 칼로리 소비량은 밥 한 그릇(140g)의 칼로리(235Kcal)에도 훨씬 못 미치는 80~150Kcal에 불과하다.

이런 것들을 생각하면 역시 다이어트의 핵심은 운동이 아니라 식사조절이다. 즉, "무엇을, 언제, 어느 정도 먹을까?" 하는 것이 중요하다.

최근 연구에서는 같은 음식을 먹어도 어떻게 조합하느냐에 따라지방이 축적되는 정도가 달라진다는 사실이 밝혀졌다. 그러니 음식을 효율적으로 조합하여 부족하기 쉬운 영양소를 간식으로 확실히 보충해보자. 그렇게 하면 몸에 쌓인 지방이 줄어들 것이다.

07

먹는 기쁨

인생의 즐거움이 늘어나는
간식 생활 시작하기

마법 같은 간식! 간편하게, 맛있게, 그리고 즐겁게 건강해지는 비결

간식은 현대를 살아가는 우리가 보다 건강하게, 그리고 보다 즐겁고 충실하게 일상을 보낼 수 있는 기회이다.

지금까지 느꼈던 '간식을 참는 초조함'이나 '간식을 먹었다는 죄책감'은 본래 전혀 가질 필요가 없는 감정이었다. **간식을 먹으면 일의 효율성이 높아지고, 건강이 증진되며, 노화가 방지될 뿐만 아니라 다이어트로까지 이어지기 때문이다!**

그리고 다시 한 번 말하지만 간식은 '특별한 음식'일 필요가 없다.

간식으로 먹고 싶지 않은 음식을 '건강 때문에' 억지로 먹어야 한다면 유쾌하지 않을 것이다. 거기다 고액의 돈까지 내야 한다면 더욱 더 내키지 않는 일이다. 또 그런 식으로 간식의 종류에 엄격한 제한을 둔다면 '간식을 먹었다'는 만족감도 전혀 얻을 수 없게 된다. 간식은 뭐니 뭐니 해도 우리가 좋아하는 것, 슈퍼나 편의점에서 손쉽게 살 수 있는 것이어야 한다. 그런 음식들을 가볍게 집어 먹는 것이야말로 '간식의 참맛'이기 때문이다.

그런 이유로 이 책의 또 하나의 테마는 **"맛있게, 즐겁게, 그리고 간편하게!"**이다.

영양관리사로서 독자들이 평소 먹는 간식에 대해 "이런 관점을 가지면 좋다."는 것을 보증해 드리겠다. 또한 맛있는 과자 같은 걸 먹고 "나도 모르게 과식하고 말았다."고 후회하는 경우에 이를 만회하는 방법도 제시해 드리겠다. 부디 독자들의 간식 생활에 참고가 되기 바란다.

자, 그럼 제2장으로 넘어가, 간식의 법칙을 살펴보자.

메모
한 마디

간식의 강력한 지원군! 식품 표시를 보는 법

이 책에서는 "이 영양소를 섭취하는 게 좋다", "이러한 것들이 들어 있는 음식을 먹어라." 하는 말들을 많이 할 것이다. 하지만 시판 중인 식품에 '무엇이 얼마나 들어 있는지'를 어떻게 알 수 있을까?

빵이나 주먹밥, 혹은 과자 봉지의 뒷면을 보면 "영양성분표시"와 "원재료명"이 인쇄되어 있다. 영양성분표시에는 에너지, 단백질, 지질, 탄수화물, 나트륨 함량이 적혀 있다. 또 원재료명은 많이 들어간 재료는 앞에, 조금 들어간 재료는 뒤에 적는 것이 원칙이기 때문에 엄밀한 양까지는 몰라도 어느 재료가 많이 들어 있는지 정도는 추측할 수 있다.

바로 이 표시를 꼼꼼히 살펴보고 먹을 것을 고르는 습관을 들이는 것이 "간식의 고수"가 되기 위한 지름길이다.

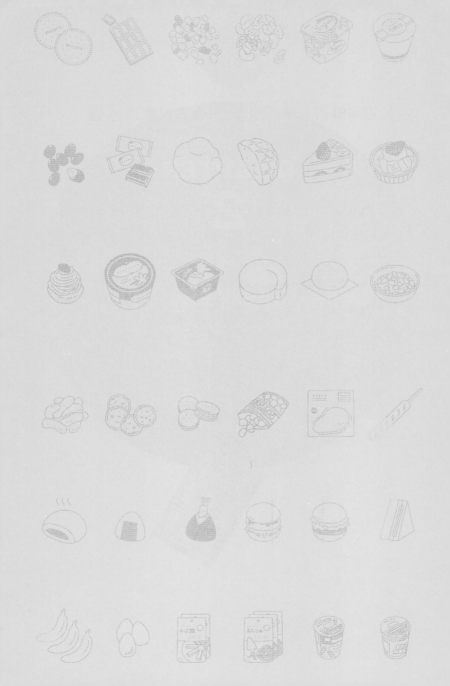

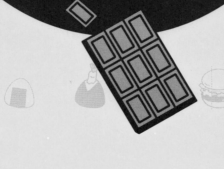

CHAPTER 2

'무엇을', '어떻게' 먹을 것인가?

"간식의 달인"을 위한
"끊을 수 없는 간식"의 9가지 법칙

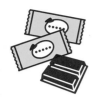

배와 마음을 모두 채워주는
간식의 법칙!

　이 장에서는 몸과 마음을 모두 만족시키며 간식을 먹는 방법을 구체적으로 소개할 것이다. 간식의 법칙(Rule)은 총 9가지인데, 그 기본 원칙은 동일하다.

- 무리하거나 인내할 필요가 없다.
- 돈을 들이지 않는다.
- 맛있고 즐겁게 먹는다.

　이왕이면 이중 가급적 많은 법칙을 지킬 수 있는 간식을 먹으라. 하지만 건강한 사람들은 그리 엄격하게 따지지 않아도 좋다. 9가지 중 "오늘은 이것과 이것만 지켜서 먹어보자."는 생각만 가져도 충분히 긍정적인 효과를 얻을 수 있을 것이다.

체크!
간식의 9가지 법칙(Rule)

01 간식은 하루에 ~~~~~Kcal까지

02 과식하지 않는 비결은 처음부터 ~~~~~

03 가장 먼저 조절해야 하는 것은 ~~~~~의 양

04 간식으로 섭취해야 할 최고의 영양소는 ~~~~~

05 최강의 간식은 ~~~~~, ~~~~~, ~~~~~, ~~~~~

06 살짝 단 음식으로 최대의 행복감을 얻는 ~~~~~

07 ~~~~~, ~~~~~, ~~~~~을 통해 만족감을 얻는다

08 간식을 먹는 최적의 타이밍은 점심 식사 ~~~~~시간 후,

　　저녁 식사 ~~~~~시간 전

09 간식은 ~~~~~해서 먹는다!

퀴즈 정답
01 200
02 양을 나누는 것
03 당질
04 단백질
05 계란, 견과류, 유제품, 과일
06 음식 조합
07 식감, 맛, 포장
08 4, 4
09 집중

RULE
01

간식은 하루에
200Kcal까지

이 정도 열량이면
간식으로 적당하다.

200Kcal에 해당하는 음식

사과 · · · · · · · 한 개 정도

감자칩 · · · · · · 3분의 1봉지보다 약간 더

쿠키 · · · · · · · 4-5개

판초콜릿(밀크) · · · 반 개 정도

젤리 · · · · · · · 1-2개 정도

조각케이크 · · · · 반 개 정도

주먹밥 · · · · · · 1개

반찬빵(総菜パン, 카레빵, 고로케빵, 소시지빵 등을 총칭하는 말)

· · · · · · · · · 반-3분의 2개 정도

믹스 샌드위치 · · · · 2조각 정도

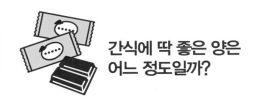

간식에 딱 좋은 양은
어느 정도일까?

"간식으로 건강해지자, 예뻐지자, 장수하자, 일이나 공부의 효율을 높이자."는 생각이라면 가장 신경 써야 하는 건 역시 "양"이다.

간식으로 인해 오히려 살이 찐다면 유익을 얻는 것은 고사하고 먹지 않느니만 못할 것이 뻔하다. 한 번의 간식 때문에 세 끼의 식사를 참아야 하는 일이 생길 수도 있기 때문이다. 또한 과식을 하면 졸음이 오기 때문에, 간식의 '긍정적인 효과'가 전혀 나타나지 않는다.

간식으로 딱 좋은 양은 얼마인가?

에너지로 환산하면 **"하루에 200Kcal까지"**이다. 그 이상 먹게 되면 아무리 간식을 통해 저녁에 과식하는 것을 방지한다고 해도, 1일 총 섭취 칼로리가 높아지게 된다.

그러면 200Kcal는 어느 정도일까?

메이커 혹은 원재료에 따라 조금씩 다르지만, 대략적인 양은 57쪽에서 소개한 정도이다.

최근에는 슈퍼나 편의점에서 판매하는 상품 대부분에 칼로리가 표시되어 있다. 표시가 없어도 인터넷을 검색하면 해당 음식의 일반적인 칼로리를 알 수 있다. 이를 참고로 하여 200Kcal에 해당하는 양을 계산하면 된다.

그렇다고 "200Kcal를 초과하는 음식은 금지!"라고 지나치게 딱딱하게 생각할 필요는 없다. 칼로리가 높은 음식을 먹고 싶다면 양만 조금 조절하면 된다. 예를 들어, 과자는 반만 먹고 나머지 반은 다음날 먹으면 된다. 카레빵(개당 약 330Kcal)을 먹을 때 속 재료의 80% 정도만 먹고 빵은 남기면 섭취 칼로리를 줄일 수 있다.

중요한 것은 '200Kcal 한도 안에서 먹고 싶은 것'을 먹는 발상이다.

이어지는 RULE02에서는 간식을 참지 않고 먹되 먹기로 한 양만큼만 먹고 자제하는 방법을 제시해 놓았다.

☺ 간식으로 배를 채우는 것은 금물!
'소량으로도 만족할 수 있는 방법'을 선택하자.

"200Kcal로 제한하지 않아도 간식으로 배를 채워 두면 그만큼 저녁 식사량을 줄일 수 있지 않을까? 어쩌면 밤에 안 먹을 수 있을지도….."

모르긴 몰라도 분명 이렇게 생각하는 사람이 있을 것이다.

하지만 대부분이 경험하듯이, 그렇게 되기는 쉽지 않다. 간식을 먹고 저녁까지 4~5시간 정도의 간격이 생기면 틀림없이 또 배가 고파질 것이다. 매일 저녁 8시에 취침하는 사람이라면 모를까, 아무 것도 먹지 않고 밤 시간을 보내는 것은 상당히 어려운 일이다. 그래서 유혹에 넘어가 저녁 식사나 야식을 한다면, 하루 '네 끼'를 든든히 먹은 만큼의 칼로리를 섭취하게 되는 것이다. 그런 사태는 분명 피해야 한다.

만약에 저녁 식사를 건너뛸 수 있다고 치자. 그렇다면 저녁 식사를 통해 섭취해야 하는 영양소가 통째로 누락된다. 그 역시 문제이다.

그러므로 **'세 끼+200Kcal의 간식'**이라는 패턴을 고수하라. 그것이 즐거운 간식의 첫 번째 법칙이다.

**간식은 적정 한도 내에서
섭취하자.**

RULE 02

과식하지 않는 비결은
처음부터 양을 나누는 것

과식하지 않기 위한 아이디어

① 처음부터 분량을 나눈다.

② 사서 쌓아두지 않는다.

③ 적절한 양을 알기 쉽게 표시한다.

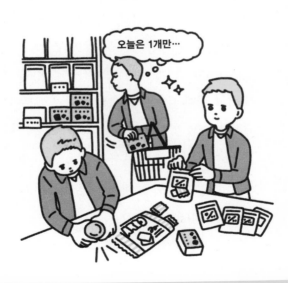

오늘은 1개만…

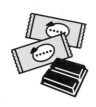

이 방법을 사용하면 참지 않고도
적절한 양만 먹을 수 있다

자, RULE01에서는 "간식은 200Kcal까지"라는 규칙을 제시했다.

하지만 봉지가 큰 과자를 뜯어서 반만 먹고 멈추는 것은 여간 어려운 게 아니다. 나도 모르게 어느새 한 봉지를 다 먹어 버리는 사태가 벌어지게 되어 있다.

예전에 다이어트를 지도했던 사람 중에 "일하면서 아무래도 입이 심심하니까 계속 먹게 되더라."고 말하는 남성이 있었다.

그는 한 IT 기업의 시스템 엔지니어였는데, 일할 때는 거의 외출도 하지 않고 내내 책상에 붙어 앉아 있기 때문에 '먹는 것' 외에는 기분전환을 할 방법이 없다고 했다.

사실 IT 계열처럼 책상에 앉아서 일을 하는 사람들 중에는 뚱뚱한 사람이 많다. 컴퓨터 옆에 과자 봉지를 두고 먹으면서 일하는 사람이 한 둘이 아니다.

이런 스타일이라면 자기도 모르는 사이에 기준점을 초과하기 쉽기 때문에 '200Kcal까지'라는 목표를 세워도 소용이 없다.

그래서 나는 그에게 다음과 같이 조언했다.

"하루에 먹을 양을 먼저 덜어 놓고 그만큼만 드셔보세요."

너무나 간단한 방법이지만 실천하는 사람은 그리 많지 않다.

하지만 양을 미리 정해 두면, 여러 번에 나눠서 먹든 한꺼번에 먹든 섭취 칼로리는 동일하다.

🔘 마지막에 남길 것이 아니라 처음부터 피한다.

간식이란 자제하기 힘든 것이어서, "일단 먹고 남은 것은 내일 먹어야지." 하고 생각하면 결코 양을 줄일 수 없다. 예를 들어, 큰 과자를 한 봉지 통째로 먹다 보면 "하나만 더 먹고 그만 먹어야지." 하면서도 두세 개를 더 먹게 된다. 그러다 보면 어느 정도 먹었는지 파악하지 못하게 되고 결국은 어느새 과식을 하고야 만다.

마치 "한 달 생활해 보고, 남은 돈은 저축하자."고 하는 것과 같다. 그런 식으로는 돈을 모으기 쉽지 않다. 마찬가지로 반만 먹고 남긴다는 것은 웬만한 의지로는 불가능한 일이다.

따라서 간식에 대한 대책도 저축을 계획하듯 세워보자. 간식을 먹기 전에 그날 먹을 분량을 미리 덜어 놓는 것이다.

적어도 간식에 관해서는 '의지의 힘'에 맡기지 않는 것이 무엇보다 중요하다.

⊙ 간식의 '적정량'을 한 눈에 알 수 있는 방법

칼로리 표시가 되어 있는 음식은 그 수치를 참고로 해서 하루치 분량을 정할 수 있지만, 칼로리가 전혀 표시되어 있지 않은 음식도 있다. 그럴 때는 간식용 접시를 마련해 두면 편리하다. "오늘 간식은 이 접시 하나 분량만큼만"이라고 양을 정해두는 것이다.

접시의 크기는 '양손 엄지와 검지를 합쳐서 만든 원' 정도면 적당하다.

이만한 접시에 담길 양이라면 다소 칼로리가 높은 식품이라도 과식할 위험이 줄어들고, 또 자기가 먹은 양을 파악하기에도 용이하다.

칼로리가 적혀 있는 음식을 먹을 때도 간식용 접시를 사용할 것을 권한다. 칼로리를 일일이 계산하기가 여간 번거롭지 않기 때문이다.

⬡ 절대로 사서 쌓아 두면 안 되는 간식들

칼로리 과다를 방지할 수 있는 단순한 비결이 하나 더 있다. 애초에 '나도 모르게 과식하게 되는 간식'은 사 두지 않는 것이다.

"초콜릿을 먹기 시작하면 멈출 수가 없어요."
"어느새 감자칩 한 봉지를 다 먹어버린다니까요."
"계속해서 오카키(おかき, 쌀 과자의 일종)에 손이 갑니다."

이처럼 누구에게나 한 번 먹기 시작하면 멈출 수 없는, 식욕을 참을 수 없는 음식이 있을 것이다. 눈앞에 좋아하는 것이 있으면 '너무 먹어서 속이 불편하다'고 느낄 때까지 먹기 마련이다.

간식용 접시를 준비한다 해도, '오늘 하루만'이라는 생각에 자기도 모르게 두 접시를 담게 될지도 모른다. 그렇게 되지 않으려거든 **"좋아하는 음식일수록 한꺼번에 사두지 않는다."**는 법칙을 따르라.

"저렴하다!"는 생각이 들어도 조심하라. 자칫 잘못하면 과식하기 쉽다. 설사 슈퍼에서 할인 행사를 하고 있어도, 묶음 상품을 팔고 있어도 그대로 지나쳐라.

간식을 고를 때는 미리 자신의 취향을 파악하고 있어야 한다. 그 취향에 맞게 대책을 세운다면 보다 만전을 기할 수 있게 된다.

◉ 모두가 만족할 수 있는 '부정 유출 작전'

내가 사지 않아도 누군가에게 과식할만한 음식을 선물받을 때도 있다. 이런 경우에는 나도 모르게 손을 뻗게 된다.

그럴 때 추천하는 것이 바로 '부정 유출 작전'이다.

실례가 되지 않는다면 그 음식을 선물한 당사자나 다음 방문객에게 대접하는 것이다. 사무실이라면 주위 사람들에게 나

뉘 줘도 좋다. 이런 작은 아이디어로 과식을 방지할 수 있다.
상대방은 **대접 받아서 좋고, 본인도 당질이 많은 간식을 피할
수 있어서 좋다.**

　친구를 만나 케이크를 주문한다면 어떻게 할까? "이거 맛있
어! 좀 먹지 않을래?" 하며 친구에게 나눠 주는 것도 한 방법이
다.

　'내가 먹을 양을 줄이고 싶다'는 속셈이 좀 치사하게 느껴질
수도 있지만 상대가 기뻐해 준다면 그것도 괜찮은 일이라 생각
된다.

RULE 03

가장 먼저 조절해야 하는 것은 당질의 양

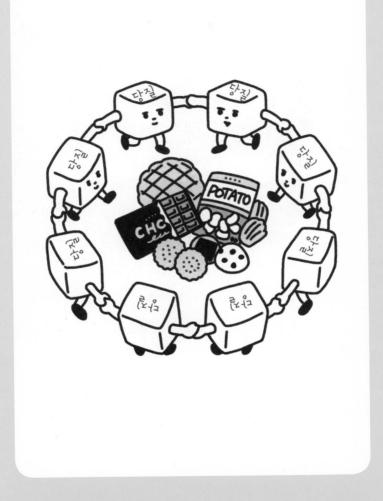

CHAPTER 2 '무엇을', '어떻게' 먹을 것인가?

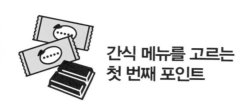

간식 메뉴를 고르는
첫 번째 포인트

세 번째 법칙은 '간식 고르는 법'에 관한 것이다.

당신은 평상시 간식으로 무엇을 주로 선택하는가?

고전적인 간식을 꼽아보자면 쿠키나 마들렌, 과자빵, 초콜릿, 다이후쿠(大福, 팥소가 든 둥근 찹쌀떡), 도라야키(どら焼き, 물에 갠 밀가루를 원형으로 구워서 두 장을 겹쳐 그 사이에 팥소를 넣은 일본 과자), 가린토(かりんとう, 밀가루에 물엿을 타서 되게 반죽하여 말린 다음 기름에 튀겨 설탕을 묻힌 막과자) 등이다. 짠 것을 좋아한다면 센베이(せんべい, 구운 납작 과자)나 감자칩 정도가 되겠다.

많은 사람들은 **간식 하면 '단 것'이나 '스낵 과자'**를 생각하지만, 사실은 **이 '잘못된 믿음'이 간식 때문에 살이 찌는 최대의 원인이다.**

1장에서 살펴본 바와 같이 우리 몸은 공복에 유독 당질을 강하게 원하는데, 그 욕구대로 당질을 과다 섭취하면 살이 찌게 되어 있다.

이 원칙은 간식에도 동일하게 적용된다. 간식으로 당질이 높은 것, 예컨대 설탕이나 밀, 쌀, 감자·고구마류가 많이 들어간 음식을 먹으면 단번에 혈당치가 상승한다. 그리고 단숨에 혈당치가 떨어지면서 공복감이 찾아온다. "간식→비만"으로 이어지는 흐름은 이렇게 만들어지는 것이다.

따라서 살도 찌지 않고 건강에 좋은 간식을 찾으려면 가급적 당질이 적은 것을 찾아야 한다.

⊙ 인기가 많은 음식은 정말 간식으로 적당할까?

살도 찌지 않고 건강도 유지할 수 있는 열쇠는 '당질을 과도하게 섭취하지 않는 것'이다.

이런 관점을 가지고 앞에서 언급한 '고전적인 간식들'을 살펴보자. 쿠키나 마들렌 같은 구운 과자는 '밀가루와 설탕(=둘 다 당질)'이 주원료이다.

과자빵에는 초코빵, 크림빵, 메론빵 등 여러 가지가 있지만 역시 대체적으로 당질이 많다.

초콜릿도 딱딱한 다크 초콜릿이 아닌 이상 설탕이 듬뿍 들어 있다.

감자칩은 설탕을 사용하지 않는 대신 주원료인 감자가 당질이다.

"일본식 과자는 칼로리가 낮으니까 괜찮겠지." 하고 생각하는 사람도 있겠지만 실은 그렇지 않다. 칼로리만 보면 일본식 과자가 양과자보다 확실히 낮다. 하지만 당질을 기준으로 살펴보면 다른 측면이 드러나기 시작한다.

도라야키의 피는 밀가루와 설탕이 주원료이고, 다이후쿠의 피는 찹쌀이 주원료이다. 여기에 앙꼬의 원재료인 팥은 비록 콩류이긴 하지만, 설탕을 듬뿍 넣어 삶는다는 것이 문제이다. 또한 가린토는 밀가루와 설탕 반죽을 기름에 튀겨 설탕을 묻힌 것이고, 센베이는 멥쌀을 주원료로 하여 만든 것이다.

게다가 일본식 과자는 양과자보다 혈당치를 급격하게 오르내리게 하는 성질이 있다. 따라서 다소 칼로리가 낮다고 해서 안심할 수 없다.

☺ 살찌는 간식의 공통점은 당질!

그러니까 72쪽에서 언급한 소위 인기 간식은 전부 설탕과

곡류, 감자·고구마류가 주원료이며, 당질이 높은 음식이다. 지방으로 바뀌기 쉽다는 점에서는 모두 별 차이가 없고, 따라서 매일 이런 것들을 간식으로 섭취하면 비만이 되는 것이다.

물론, 당질이 많은 간식이라고 해서 '절대 먹으면 안 된다'는 건 아니다. 다만 '과식하면 안 될' 뿐이다.

실은 **당질과 다른 영양소를 함께 섭취하면 체내로 들어온 당질이 보다 쉽게 에너지로 전환되어 지방으로 잘 축적되지 않는다는 사실이 밝혀졌다.**

과연 그 영양소가 무엇일까? 자, 이어지는 법칙을 살펴보자.

RULE 04

간식으로 섭취해야 할 최고의 영양소는 '단백질'

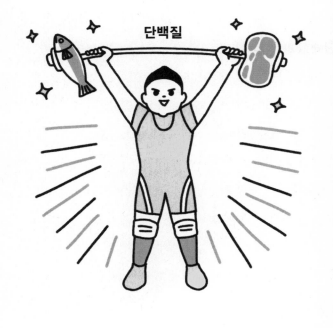

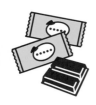

군것질의 단점을 상쇄하는
'단백질'

간식으로 섭취해야 하는 영양소는 무엇일까? 그것은 바로 **'단백질'**과 **'지질'**이다.

"네? 단백질과 지질이라니, 고기 말인가요? 간식으로 고기를 먹으면 대식가처럼 보이잖아요. 건강에도 안 좋을 것 같은데. 게다가 간식이라는 느낌이 안 나잖아요?"

당연히 이런 질문이 나올 법하다.

우리는 보통 야채를 많이 먹으면 '몸에 좋다'고 느끼며, 고기를 많이 먹으면 '몸에 좋지 않다는' 느낌을 받는다.

고기에 들어 있는 동물성 지방을 지나치게 섭취하면 금세 몸에 내장 지방이 쌓이고 혈액이 끈끈해져 동맥경화를 초래할 수도 있다.

또 '지질'은 3대 영양소(당질[탄수화물], 단백질, 지질) 중 가장 칼로리가 높다. 단백질과 당질(1g당 4Kcal)에 비해 무려 두 배 이상 (1g당 9Kcal)이다.

그렇다고 해서 "고기는 간식으로 적합하지 않다", "건강을 위해서 고기는 가급적 먹지 않는 게 좋다."고 결론을 내리는 건 잘못이다.

물론 매일같이 지방이 풍부한 등심 스테이크를 먹는다면 당연히 살이 찔 것이다. 하지만 "고기는 살이 찌니까 안 돼!"라는 의식이야말로 살이 찌게 만드는 위험한 생각이다.

⊙ 간식으로 고기나 생선을 추천하는 첫 번째 이유

지금까지 우리는 밥이나 빵, 면류에 '당질'이 많고, 당질을 과다 섭취하면 비만해지거나 당뇨병을 앓을 수 있다는 점을 알아보았다.

그런데 '당질'의 대사(에너지로 체내에서 소비되는 것)를 위해서는 반드시 비타민 B1이 필요하다. 또 '지질'의 대사에는 비타민 B2가 필수다.

즉, 비타민 B1과 B2가 부족하면 섭취한 당질이나 지질을 효과적으로 이용하지 못하고, 체내에 축적하기 쉽다.

바꿔 말하면, 당질이나 지방을 많이 섭취하는 사람일수록 비타민 B1과 B2를 제대로 섭취할 필요가 있다는 것이다. 그러면 비타민 B1과 B2를 많이 포함하는 음식은 무엇일까?

시금치나 파프리카처럼 색깔이 진한 채소, 그리고 단백질을 다량 함유한 '고기'를 들 수 있다. 특히 돼지고기나 양고기는 비타민 B1과 B2가 풍부하다. 따라서 메론빵이나 초코빵보다는 돈까스 샌드위치나 소세지 롤을 먹어야 살이 덜 찐다.

그러므로, "살이 찌니까 고기를 먹으면 안 돼!"라는 믿음을 갖고 있으면 오히려 살찌기가 쉬워진다. 비타민 B1과 B2가 부족하여 당질이나 지질의 대사가 원활하게 이루어지지 않으므로 쉽게 지방이 축적되기 때문이다.

◉ '만족감'과 '포만감'이 각별히 는다!

그 밖에도 간식을 통해 단백질과 지질을 섭취해야 하는 이유는 '포만감'이 높아지기 때문이다.

제1장에서 설명한 것처럼 당질을 많이 먹으면 단숨에 혈당치가 올라가고, 또 단숨에 내려간다. 혈당치가 내려가면 몸은 공복을 느끼기 때문에, "속이 든든하지 않다."고 생각하게 된

다. 그러나 똑같이 당질을 섭취해도 단백질과 지질을 동시에 섭취해준다면, 우리 몸은 혈당치가 올라가고 내려가는 정도를 완화시켜줄 것이다(즉, 속이 든든하게 될 것이다).

이로 인해 만족감도 오래 지속될 수 있고, 간식의 장점(집중력 유지, 초조함 예방 등) 또한 오래 누릴 수 있다. 간식으로 단백질이나 지질을 섭취하는 것은 영양학적으로도 잘 맞는 조합이다.

⊙ 간식으로 버터를 추천한다고? 거짓말 같은 진실

RULE03에서 소개한 '고전적인 간식들'을 기억해 보라. 주의해서 먹어야 할 음식들이지만, 사실 쿠키나 과자빵, 초콜릿, 다이후쿠, 감자칩 같은 것들도 간식으로 추천할 수 있는 정도가 각각 다르다.

당질이 듬뿍 들어 있어도 단백질이나 지질이 같이 포함되어 있으면 간식으로 나쁘지 않다. 당질만 있는 음식에 비하면 속이 든든한 만큼, "그나마 쉽게 살이 찌지 않는다."고 말할 수 있기 때문이다.

당질이 듬뿍 들어간 것을 먹었을 때

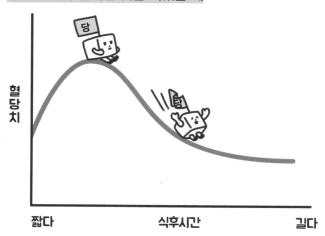

혈당치 / 짧다   식후시간   길다

단백질이나 지질을 먹었을 때

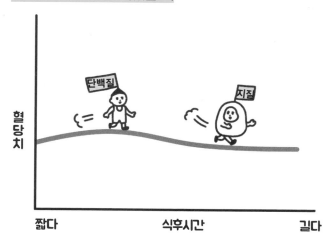

혈당치 / 짧다   식후시간   길다

가령 쿠키와 다이후쿠를 비교해 보자.

쿠키에는 밀가루와 설탕이 많이 들어 있지만, 버터나 계란, 우유도 함께 들어 있다. 반면 다이후쿠는 떡 안에 팥소만 들어 있다. 팥소의 원재료는 팥이기 때문에 팥고물의 형태로 만들면 식이섬유를 섭취할 수 있다. 하지만 그 양은 별로 많지 않다.

영양 성분에 따라 간식 섭취 후의 혈당치 변화 양상이 달라진다. 쿠키는 버터와 계란, 우유에 포함되는 단백질과 지질을 함께 섭취할 수 있으므로 "○"(간식으로 먹어도 좋다)이다.

지금까지의 인식은 "칼로리가 높은 버터가 듬뿍 들어간 쿠키를 먹으면 살찌기가 쉽다."는 것이었다. 그러나 영양소의 작용을 자세히 이해하고 보니, **버터 덕분에 오히려 쿠키는 간식으로 "○"**고, 칼로리가 다소 낮아서 간식으로 선호되던 일본식 과자는 "△"(간식으로는 그저 그렇다)이다.

마찬가지로 다이후쿠나 도라야키의 "피"는 당질 덩어리이기에 피가 두꺼울수록 혈당치가 올라가고, 얇을수록 몸에는 더 좋은 것이다.

센베이도 단순히 멥쌀 반죽만을 구워낸 것보다는 치즈나 참깨, 콩처럼 단백질이나 지질이 함께 들어간 '치즈 오카키', '참깨 센베이', '콩 센베이' 등이 더 좋다. 혈당치의 급격한 변화를 억제하기 때문이다.

⊙ "발상의 전환"이 살찌지 않는 간식의 결정적 근거

그렇다면 "◎"(추천할만한 간식)인 식품은 무엇일까? 지금까지의 이야기를 종합해 보면, 단백질이나 지질을 많이 포함한 것이 간식으로 더 적합하다는 결론을 내릴 수 있다.

그러한 관점에서 발상을 전환해 보자. **"간식=과자"라는 선입견을 버리고 "간식=지극히 가볍고 간단한 식사"라고 생각해 보자.**

지금까지는 간식으로 떡이나 쌀과자를 먹었다면, 이제는 과감하게 연어나 명란 주먹밥을 먹어보라. 그것만으로도 섭취할 수 있는 단백질이나 지질의 양이 달라진다. 밥에 단백질이나 지질을 곁들임으로써 밥에 든 당질의 분해가 쉬워진다.

개당 약 200Kcal인 주먹밥을 먹으면 자연히 과식을 자제하라는 법칙(RULE01)도 지킬 수 있다. 과자빵 대신 앞으로는 햄이나 치즈, 참치, 달걀 샌드위치, 미니 돈가스 샌드위치 같은 반찬빵으로 종류를 바꿔보라(물론 200Kcal라는 칼로리 제한은 잊지 말라). 단, 고로케빵이나 야키소바빵, 카레빵은 안 된다. 고로케의 감자, 야키소바, 카레 루는 당질이기 때문이다.

⊚ 닭 가슴살, 흰살 생선 같은 '고단백 저칼로리 음식'은 다이어트의 적이다.

인체 구조와 영양학을 이해하면 자연히 음식을 고르는 기준이 달라진다. 다이어트 때문에 야채나 닭 가슴살, 흰살 생선 등 저칼로리 식사만 하는 사람이 있다. 하지만 사실 그 음식들은 다이어트용이 아니다. 비타민 B1이나 B2가 부족하기 때문이다.

앞에서 설명했듯이, 몸에 지질이 쌓이지 않게 하려면 당질이나 지질의 대사에 필요한 비타민 B1과 B2를 보충해야 한다. 하지만 '살을 빼기 위해서' 고른 음식들은 대부분 비타민 B군이 적다. 소위 다이어트 식품을 먹으면 오히려 '살을 빼기 어려운 몸'이 될 가능성이 크다. 참으로 아이러니한 일이다.

정말로 다이어트를 하려면 당질 섭취를 조금 줄이고, 비타민 B1과 B2가 풍부한 붉은 살 생선을 먹는 것이 효과적이다.

RULE
05

최강의 간식은
계란, 견과류, 유제품, 과일

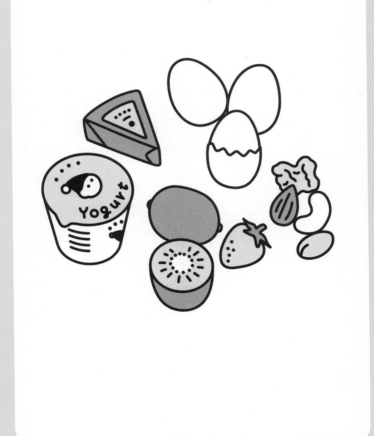

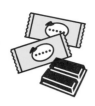

"고기나 생선은 간식이 아니다!"라고 외치는 당신에게

지금까지 우리는 '간식으로 단백질이나 지질을 섭취해야 살이 빠진다'는 법칙을 설명했다.

하지만 "군것질거리로 반찬빵이나 주먹밥은 좀 그렇다."며 꺼리는 사람이 많을 것이다. 그런 사람들에게 추천하고자 하는 음식이 바로 달걀, 견과류, 유제품, 과일 등이다.

당질이나 지질 대사에 필요한 비타민 B군을 섭취하려면 앞서 추천한 고기나 생선이 좋은데, 그것만으로는 비타민C, 칼슘, 철, 마그네슘, 아연 같은 영양소들을 섭취할 수 없다. 이번에는 영양을 보급한다는 의미에서 이 네 가지 음식을 살펴보도록 하자.

⊚ 달걀: '완전 영양식'

달걀에는 비타민 B1과 B2, 칼슘, 철, 아연, 그리고 8가지 필수 아미노산이 전부 들어 있다.

우리가 평소에 먹는 셀 수 없이 많은 음식 중에서 **달걀이야 말로 가장 영양 밸런스가 좋은 '완전 영양식'이다.**

개당 칼로리가 80Kcal 정도니 200Kcal라는 칼로리 상한선을 손쉽게 지킬 수 있다. 즉, '삶은 계란'은 가장 현명한 간식이라고 할 수 있다.

최근에 편의점 등에서 단품으로 팔고 있는 "삶은 계란"이나 "온천 계란"은 먹기 무척 간편해 간식으로 매우 적합하다.

만약 "계란만으로는 뭔가 부족하니 단 것도 먹고 싶다."는 생각이 든다면, 삶은 계란 1개에 초콜릿이나 쿠키 1-2개를 곁들여보라. 그래도 칼로리 섭취량은 200Kcal 이내가 될 것이다. 과자를 고를 때에도 칼로리가 비슷하다면 계란이 충분히 함유된 것을 고르도록 하자(51쪽). 그러면 보다 쉽게 영양 밸런스를 맞출 수 있게 된다.

하지만 분명 이렇게 반문하는 사람도 있을 것이다.

"삶은 계란이요? 계란은 하루에 한 알만 먹어야 된다고 하던데요?"

예전에는 그렇게 말했었다. 계란을 먹으면 콜레스테롤 수치가 올라가 혈액이 끈끈해지기 때문에 고혈압이나 동맥경화에 걸리기 쉽다고 생각했다. 그래서 성인 기준으로 계란은 하루에 한 알까지만 먹기를 권했다.

그 말이 사실이라면, 간식으로 계란을 먹은 사람은 식사 때 일절 계란을 먹으면 안 된다. 하지만 수년 전부터 "계란은 콜레스테롤 수치를 올리지 않는다."는 사실이 밝혀졌다. 먹은 직후에는 콜레스테롤 수치가 올라가는 것이 맞지만, 이는 일시적인 현상으로 혈액이 탁해지는 일은 일어나지 않는다.

하루에 2개 정도 먹는 것은 전혀 문제가 없으며, 오히려 영양이 풍부해 바람직한 습관이다.

⊙ 견과류: 아름다움과 건강을 지키는 '양질의 기름' 덩어리

아몬드, 호두, 땅콩, 캐슈넛, 헤이즐넛, 피스타치오 같은 견과류 역시 계란에 버금가는 간식이다. **그중에서도 아몬드는 마그네슘 함유량이 계란보다 높고 평소 부족하기 쉬운 영양소를 많이 포함하고 있다.**

단, 양 조절에 주의해야 한다. 견과류는 지질이 많고 칼로리가 높기 때문에, 몸에 좋다고 해서 슈퍼나 편의점에서 한 봉지를 통째로 사먹으면 금세 칼로리가 넘쳐버릴 것이다.

간식으로 먹을 때는 하루에 20알을 넘기지 않도록 해야 한다.

그런데 같은 견과류라도 "밤(단밤)"은 당질이 많고 지방이 적기 때문에 단독으로 먹는 것은 추천하지 않는다.

반면 밤이 들어간 "몽블랑" 케이크에는 생크림이나 버터가 함유되어 있으므로, 밤만 먹는 것보다는 혈당치가 급격히 올라가지 않는다. 그래도 개당 300~500Kcal나 되므로 반만 먹거나 "종종 나에게 주는 선물" 정도로 생각하고 아주 가끔만 먹는 게 좋다.

⬤ 유제품: 말하지 않아도 다 아는 칼슘의 보고

부족하기 쉬운 미네랄 중에서도, 특히 칼슘을 섭취하는 데 최적인 음식은 유제품이다. 간식으로 먹는다면 소량으로 포장되어 있어 먹기 쉬운 요구르트나 치즈가 좋다.

요구르트나 치즈의 장점은 **칼로리가 낮아서 다소 많이 먹어**

도 200Kcal를 넘지 않는다는 것이다. 따라서 유제품은 비교적 풍족하게 먹을 수 있는 식품이다.

치즈 중에도 파마산 치즈에는 아연이 많이 포함되어 있다. 아울러 여러 가지 종류의 치즈를 조합해 먹는 것도 유익하다. 단, '크림 치즈'는 치즈 가공품이기에 칼슘 등의 영양소가 상대적으로 적은 편이고, 칼로리도 다소 높기 때문에 주의가 필요하다.

유제품 외에도 칼슘이 풍부한 식품으로는 색이 진한 야채를 들 수 있다. 그러나 야채에 든 칼슘은 체내 흡수율이 그다지 높지 않다.

따라서 먹기 편하고 칼슘 흡수율이 좋은 유제품이 간식으로는 가장 좋다.

⊙ 과일: 이제부터 '과일의 왕'은 키위로 결정!

또 한 가지 추천 간식은 과일이다.

사실 지금까지 간식으로 추천한 세 가지 음식(계란, 견과류, 유제품)은 단 맛이 별로 없다. 그래서 "이걸로는 뭔가 부족하다."

고 생각하는 사람도 분명 있을 것이다.

하지만 **과일은 단맛도 적절히 있고 칼로리도 그렇게까지 높지 않다. 어느 정도 먹는다 해도 칼로리가 넘칠 염려가 없다.**

또 과일은 비타민C를 섭취하는 데 가장 알맞은 식품이다. 비타민C는 수용성이기 때문에 삶거나 찌면 밖으로 흘러나온다. 야채나 나물도 비타민C 함량이 높지만 조리 과정에서 비타민C가 손실되기 때문에 효과적으로 섭취할 수가 없다.

반면 생으로 과일을 먹으면 그 안에 포함된 비타민C를 통째로 섭취할 수 있다는 장점이 있다. 그러니 적극적으로 과일을 먹음으로써 비타민C를 충분히 섭취하라(비타민C는 흐르는 물에 씻기만 해도 녹아서 빠져나간다. 과일은 껍질을 벗기거나 칼로 자르기 전에 물에 씻는 것이 좋다).

그중에서도 특히 그린 키위는 개당 칼로리가 80Kcal 밖에 안 되고, 비타민C는 성인 기준 일일 권장량의 70%나 들어 있어 간식으로 먹기에 매우 적절한 식품이다. 또한 과일 중에서는 보존 기간이 긴 편이어서 "출출하다" 싶을 때 먹을 수 있게 미리 사서 보관해 두는 것이 좋다.

이런 의문을 품는 사람도 있을 것이다.

"과일은 꽤 달던데 '당질' 식품 아닙니까?"

맞다. 확실히 과일의 단맛을 내는 것은 당이다. 하지만 본서에서 설명했듯이 **과일에 많이 포함되어 있는 당은 혈당치를 올리지 않는다는 사실**이 밝혀졌다.

2015년, 5년 만에 개정된 「일본 식품 표준 성분표」에서는 전분이나 포도당, 단당류 등의 성분표도 개정되었다. 지금까지 "탄수화물(당질)"로 취급되었던 것이 "당의 종류"에 따라 보다 자세히 분류된 것이다.

이 표에 따르면, 과일에 포함된 당의 40%가 "설탕", 60%가 "과당"이다. 이중, 혈당치를 급격하게 올려 비만으로 직결되기 쉬운 것은 설탕이다. 과당이 체내로 들어와도 혈당치는 급격히 높아지지 않는다.

또 과일에 포함되어 있는 식이섬유도 비만을 억제하고 혈당치가 심하게 오르내리는 것을 방지해준다. 특히 과일에 다량 포함되어 있는 "수용성 식이섬유"에는 혈당치의 급상승을 억제하는 작용이 있다고 간주되기 때문에, **과일은 단맛을 내는데도 비만이나 당뇨병으로 이어질 위험이 낮은 음식이다.**

참고로 과일의 식이섬유는 특히 껍질 부분에 많이 포함되어 있다. 따라서 비교적 껍질이 부드러운 사과나 포도 같은 과일은 잘 씻어서 껍질째 먹으면 더 좋다.

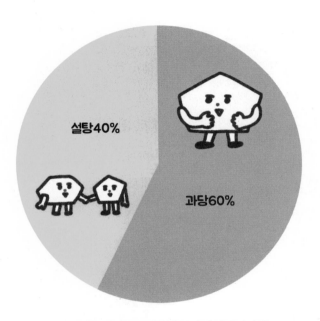

설탕40%

과당60%

과일에 함유된 당의 반 이상이 과당이기에
과일을 먹어도 혈당치가
쉽게 오르지 않는다.

RULE
06

'살짝 단 음식'으로
최대의 행복감을 얻는 음식 조합

행복감을 높여주는 음식 조합

- 크래커(당질) + 치즈(단백질 · 지질)

- 잼(다량의 설탕) + 요구르트(단백질 · 지질)

- 미니 과자빵(당질) + 요구르트(단백질 · 지질)

- 센베이(당질) + 치즈(단백질 · 지질)

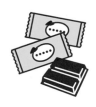

그래도 단 과자가 먹고 싶은 사람들을 위한 아이디어 한 가지

간식으로는 가급적 당질이 많지 않고 단백질과 지질이 포함되어 있는 것을 골라야 한다. 이 점을 알면 간식을 통해 점점 더 건강해지고, 비만을 예방하거나 해결할 수 있다.

하지만 분명 이렇게 생각하는 사람도 있을 것이다.

"과일이 달긴 하지만, 역시 저는 과자가 먹고 싶어요."

나 또한 초콜릿이나 쿠키를 아주 좋아하는 사람이기에 그 마음을 잘 안다.

그래서 이제부터는 **'과자를 먹을 때의 유의 사항'**에 대해 설명하고자 한다.

간식으로 과자를 먹을 때 생기는 주된 문제점은 "당질이 많다", "단백질이나 지질이 적다", "칼로리가 높다", "나도 모르게 과식하게 된다"는 것인데 먹고 싶은 과자에 크기가 좀 작은 음식을 몇 개 곁들임으로써 간단히 해결할 수 있다.

예를 들어 버터 쿠키를 무척 좋아하는 사람은 버터 쿠키를 중심으로 단백질과 지질이 함유된 작은 음식들을 조합해 먹으면 된다.

예를 들어 육포는 어떨까? 육포로 배를 조금 채우고 나면 쿠키를 조금만 먹어도 충분한 포만감을 느낄 수 있을 것이다. 육포 대신 RULE05에서 소개한 '계란'을 조합하는 것도 좋은 아이디어이다.

이렇게 먹는 양을 안배한 후에 당질이 듬뿍 든 과자를 먹는 것은 다이어트를 포기한 것도 아니고, 응석을 부리는 것도 아니다. 당질을 과다 섭취하지 않는 게 좋다고 해서 좋아하는 것을 갑자기, 그것도 완전히 끊을 필요는 없기 때문이다.

원래 이 책의 목적은 **"간식으로 보다 행복하고 건강해지는 것"** 그리고 **"나를 위한, 식욕을 애써 억누르지 않아도 되는 다이어트를 하는 것"**이다.

누구라도 살짝 출출할 때가 있으며, 공복을 참는 것은 쉽지 않은 일이다. 아무래도 좋아하는 것을 먹고 싶은 게 인지상정이다. 이런 생각이 들 때 무조건 참는 대신 조금씩 음식을 조절해야 비로소 '살찌지 않는 식생활'을 오랫동안 유지할 수 있다. 따라서 "당질은 오늘부터 절대 금지!"라고 단정하지는 말자.

버터 쿠키뿐만 아니라 센베이, 가린토를 먹어도 된다. 단 먹는 양을 조금 줄이고, 그만큼 단백질이나 지질이 포함된 음식을 조합해 먹어 보라.

이렇게 한다면 만족감을 얻으면서도 무리하지 않고 음식 조절을 계속할 수 있을 것이다.

⦿ '단맛'과 '행복감'은 한 세트

우리가 무의식중에 당질을 과다 섭취하는 데에는 다 이유가 있다. '단 것(=설탕=당질)'을 먹으면 혈당치가 올라가기 때문이다. 혈당치가 내려가면 머리가 멍해지거나 공복감에 시달려서 부정적인 감정에 휩싸일 수 있는데, 이때 당질을 섭취하여 혈당치가 올라가면 비만 위험도는 확실히 올라가지만 감정적으로는 행복해지는 것이다.

게다가 **당질이 체내로 들어오면 행복감의 근원이 되는 엔돌핀이라는 호르몬이 분비된다.**

당질이 행복감을 동반하기 때문에 나도 모르는 사이에 과식하게 되는 것이다.

엔돌핀에 관해서 최근 대단히 흥미로운 사실이 하나 밝혀졌다. **진짜 당질을 섭취하지 않고 그저 '달다'고 느끼기만 해도 엔**

돌핀이 분비된다는 것이다. 그렇다면 진짜 설탕이 아니라 저칼로리 감미료(인공감미료)를 먹어도 똑같은 행복감을 느낄 수 있게 된다.

저칼로리 감미료는 단맛은 나지만 설탕과는 전혀 다른 물질이다. 그래서 저칼로리 감미료를 먹으면 혈당치가 올라가거나 비만 위험도가 올라가는 일 없이, 설탕을 섭취했을 때와 똑같은 행복감을 얻을 수 있다. 단 것을 좋아하는 사람에게는 분명 희소식일 것이다.

따라서 간식으로 단 것이 너무 먹고 싶다면 저칼로리 감미료를 사용한 식품을 고르는 것도 한 가지 방법이다. 예를 들어, 나는 저칼로리 감미료를 사용한 잼을 상비해 두고 있다. 살짝 출출할 때 요구르트에 뿌려 먹거나 그 잼만 먹는다. 그러면 금세 만족감이 느껴지고, 그 이상의 식욕이 돋지 않는다.

'제로 칼로리' 청량음료의 진실은?!

　사람들은 음식의 칼로리는 조심하는 반면 의외로 음료수의 칼로리는 간과한다. 설탕이 듬뿍 들어간 캔 커피나 홍차는 말할 것도 없고, 청량음료도 맹점인 건 마찬가지다.

　또한 건강에 좋다는 이미지와는 달리 스포츠 드링크에는 상당한 양의 당분이 들어 있다. 단백질이나 지질은 함유되지 않은데다 꿀꺽꿀꺽 마실 수 있어서 혈당치도 올라가기 쉽다.

　그런 음료수들에 찍힌 '제로 칼로리', '칼로리 오프' 같은 선전 문구들에 상당히 주의해야 한다.

　법적으로는 100㎖당 5Kcal 이하면 '제로 칼로리', 20Kcal 이하면 '칼로리 오프'로 표시할 수 있다. 따라서 칼로리 오프라는 이유로 마음 놓고 마시면, 나도 모르는 사이에 하루 섭취 칼로리가 적정량을 훌쩍 넘기는 것이다. 현명한 간식 섭취가 수포로 돌아가지 않도록 음료수 선택에도 주의를 기울여야 한다.

단 것이 먹고 싶을 때는 양을 조금 줄이고 단백질이나
지질이 함유된 음식을 곁들여 먹자.

CHAPTER 2

RULE 07

'식감, 맛, 포장'을 통해
만족감을 얻는다

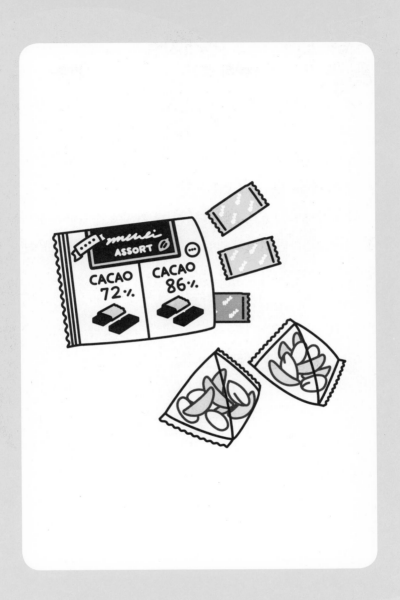

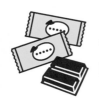

'나도 모르게 하는 과식'을 방지하는 심리 효과

RULE07에서는 간식으로 보다 많은 만족을 얻기 위한 몇 가지 아이디어를 전해드리겠다.

핵심은 '식감', '맛', '포장'이다. 이 세 가지에 주의하면서 먹을 것을 고른다면 간식의 적정량을 지키면서도 "잘 먹었다."는 만족감을 쉬 얻게 될 것이다.

⬤ 감자칩이나 쿠키는 과식할 수 밖에 없다.

"아삭아삭", "오도독오도독", "바스락바스락"

이러한 식감이 있는 음식을 먹는다면 어떨까? 틀림없이 과식하게 될 것이다. 예를 들어, 빼빼로나 구운 감자 봉지를 까서 3개만 먹고 그만 먹을 수 있는 사람이 얼마나 될까? 십중팔구는 한 봉지를 다 먹고 만다.

아삭아삭한 초콜릿 웨하스는 또 어떤가? 중독성 있는 바삭한 식감의 스낵 과자들을 포함해 식감 좋은 과자들이 너무 많다.

중요한 건 식감이 좋을수록 과식하게 된다는 것이다. 하지만 거꾸로 생각해 보자. 그러면 '딱딱한 식감'을 가진 음식을 고르면 될 것 아닌가? 그러면 과식을 방지할 수 있지 않겠는가? 예를 들어, 딱딱하게 구운 센베이나 견과류 같은 것들 말이다.

단, 센베이는 당질이 많기 때문에 치즈나 요구르트처럼 단백질이나 지질이 들어있는 음식과 조합해서 먹는다는 원칙을 지키도록 하자. 또, 견과류는 '전체가 기름'이라고 해도 좋을 만큼 칼로리가 높기 때문에, 과식하지 않도록 특히 주의해야 한다.

어쨌든 '식감'이라는 관점에서 보면, 잘 씹을 필요가 있으며 포만감을 주는 음식이 최고다. 그런 음식을 고른다면 "이런! 어느새 400Kcal나 먹었어!" 하면서 당황하는 일은 발생하지 않을 것이다.

◎ "더 먹고 싶다"는 마음을 자제할 수 있는 맛은?

'맛'은 개인의 취향에 따라 달라지기 마련이지만, 적당히 단 것이나 적당히 신 것은 아무래도 과식하기 쉬운 법이다. 같은 초콜릿이라도 밀크 초콜릿을 먹는다면 초콜릿 한 판 정도는 단숨에 먹을 수도 있다. 하지만 카카오 70% 같은 다크 초콜릿으로 바꾸면 얘기가 달라진다. 그러면 만족감이 빨리 찾아오고, 다 먹기 전에 멈추게 된다.

신 것도 마찬가지다. 딱딱한 식감의 음식이라도 적당히 신맛을 내는 버터 피너츠 같은 것은 일단 먹기 시작하면 멈추기가 어렵다. 그냥 먹어도 고칼로리인 견과류에 버터까지 묻혀 놨으니, 먹다보면 눈 깜짝할 사이에 칼로리가 초과되기 쉽다.

그렇다면 튀기지 않은 무염 땅콩으로 바꿔 보면 어떨까? 약간 딱딱한 식감과 더불어 20알 정도 먹으면 "음, 꽤 먹었군." 하는 만족감을 얻을 수 있을 것이다. 또 얇은 껍질이 붙어 있는 것을 골라보라. 그러면 먹을 때마다 껍질을 벗겨야 하는 수고로움 때문에 어느 정도는 과식을 방지할 수 있게 된다.

말하자면, **'무의식중에 계속 손을 뻗게 되지 않는 음식'**을 고르는 것이다. 그러면 자연히 간식의 양을 조절할 수 있을 것이다.

⚙ 포장 까기: '먹었다는 점을 의식'하게 만드는 행동

적당한 양의 간식으로 만족하는 세 번째 비결은 '포장'을 보고 고르는 것이다.

소량으로 포장된 것을 고르기만 해도 분명히 과식 방지 효과를 얻을 수 있다. 살짝 부족하다 싶어도 다음 봉지를 까지 않으면 먹을 수 없다는 약간의 수고가 "이제 그만 까자!"는 심리적인 부담으로 이어지기 때문이다. 게다가 다 먹은 후에는 빈 봉지가 남기 때문에 "이런, 꽤 먹었는 걸?" 하는 심리효과도 누릴 수 있다.

이 세 가지 조건을 전부 충족시켜야 하는 것은 아니지만, 가능하면 맞추어보라. 슈퍼나 편의점에서 뭘 먹을까 망설여진다면 식감, 맛, 포장이라는 세 가지 기준을 고려해보라. 그러면 보다 만족도 높은 간식을 고를 수 있을 것이다.

RULE 08

간식을 먹는 최적의 타이밍: 점심 식사 4시간 후, 저녁 식사 4시간 전

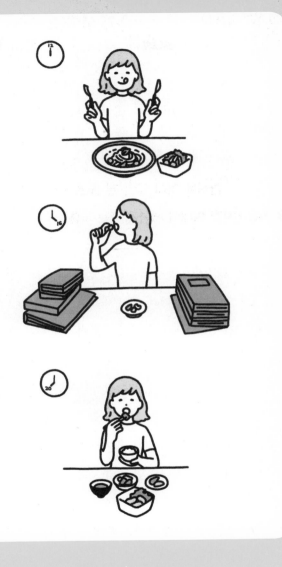

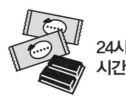

24시간을 쾌적하게 보내는
시간 배분 비결

    지금까지 우리는 간식을 먹는 것이 몸에 좋다고 이야기했다. 그러나 **간식을 먹지 않는 게 좋은 사람**도 있다. 바로 '**점심을 먹고 6시간 이내에 저녁을 먹는 사람**'이다.

    지금까지 설명한 것처럼 우리의 몸은 음식을 먹으면 혈당치가 올라가고, 식후 3~4시간이 지나면 식사 전 혈당치로 떨어지게 되어 있다. 그리고 식사 전 혈당치에 가까워지면 우리는 "배가 고프다", "머리가 멍하고 잘 돌아가지 않는다"고 느끼게 된다.

    하지만 공복 상태라 해도 1~2시간 안에 다음 식사를 할 수 있다면 굳이 간식을 먹을 필요가 없다. 나는 독자들이 간식 때문에 세 끼를 충분히 먹을 수 없게 되기를 원하지 않는다. 오히려 식사 시간까지 기다리면서 공복감을 좀 참아 본다면 다음 식사를 더 맛있게 먹을 수 있을 것이다.

    그러나 **끼니 사이에 7~8시간씩 공백이 생긴다면 이야기가**

달라진다. 그런 날이면 간식을 먹어야 머리와 몸의 컨디션을 좋게 유지할 수 있다. 이때 혈당치를 생각한다면 '점심 식사 - 간식 - 저녁 식사' 사이의 간격은 각각 4시간 정도를 유지하는 것이 이상적이다. 가령 12시에 점심을 먹었는데 밤 8시나 되어야 저녁을 먹을 예정이면, 오후 4시 정도에 가볍게 간식을 먹는 것이다.

반대로 저녁 6시 정도에 식사를 할 수 있을 것 같으면, 오후 3시쯤 배가 고파도 아무것도 먹지 않고 참는 게 더 좋다. 이렇게 식사 시간의 간격을 안배하는 것이 살찌지 않고 건강해지는 간식의 비결이다.

☺ 한밤중의 간식: 참아야 해? 먹어야 해?

식사와 식사 사이의 간격을 안배한다고 했지만, 그렇다고 저녁 식사와 다음 날 아침 식사 사이의 시간까지 조정하라는 것은 물론 아니다. 예를 들어, 밤 8시쯤 저녁을 먹고 다음날 오전 7시쯤 아침을 먹는다면 간식을 먹을 필요가 없다. 자는 사이 금방 시간이 지나가기 때문이다.

한밤중에는 위장도 쉬어야 한다. **저녁 식사 후에는 가급적 간식(야식)을 먹지 않는 것이 위장에도 부담이 가지 않고 좋다.**

하지만 가끔은 '배가 고파서 잠이 오지 않는 날'이 있다. 그럴 때는 무작정 간식을 참을 게 아니라 뭔가를 가볍게 먹어 주는 것도 좋다.

이때 뭘 먹을지 고르는 방법도 지금까지 소개한 법칙과 동일하다. 먹은 후에 바로 잠들 것을 생각한다면 제대로 갖춘 식사를 할 필요 없이 소량을 섭취하는 것이 좋다. 최선의 방법은 과일이나 요구르트 등을 가볍게 먹고 일찍 잠자리에 드는 것이다.

그러나 한밤중에 일어나 일을 해야 한다든지 할 때는 조금 먹어주는 것이 좋다. 나 같은 경우는 100Kcal 이내의 유제품이나 과일을 먹곤 한다. **적당한 간식을 먹으면 혈당치가 올라 심야에도 맑은 정신을 유지하면서 졸음도 쫓을 수 있기 때문이다.**

식사는 우리를 잠에서 깨우고 활성화시키는 스위치와 같다. 가벼운 간식이라고 해도 그 사실에는 변함이 없다. 하루 동안 그 '온-오프' 스위치를 잘 켰다 껐다 해야 한다. 그것이 일상을 쾌적하게 보내는 비결이다.

⊙ 오전 간식은 너무 이른가?

병원에 근무할 당시, 나는 보통 8시에 아침을 먹고 오후 3시 쯤 점심을 먹었다. 생각해 보면 아침과 점심 사이 간격이 항상 7시간 정도 떨어져 있었던 것인데, 오전부터 이른 오후까지는 일이 몰려서 간식을 먹을 틈이 없었다. 아니, 공복을 느낄 틈조차 없었던 것 같다.

오후에도 영양 상담 같은 업무를 하고, 저녁 6시나 7시에 가볍게 간식을 먹은 뒤 저녁 식사는 늘 밤 10시쯤 했다.

이런 경험도 있고 해서 나는 주로 '점심과 저녁 사이에 먹는 간식'을 염두에 두고 이야기를 해 왔는데, 어느 날 뜻밖의 질문을 받았다.

"그러면 점심 전 공복은 어떻게 하면 좋습니까?"

그는 아침 일찍 집을 나서야 해서 항상 오전 6시 정도에 아침을 먹는다고 했다. 그리고 점심은 12시나 오후 1시, 때로는 2시에 먹을 때도 있다고 했다.

조금 드문 경우일 수도 있지만, 이처럼 아침을 너무 일찍 먹어서 점심 전에 출출함을 느끼는 사람은 얼마든지 있다. 그와 같이 **아침과 점심 식사 사이의 간격이 너무 벌어진다고 생각되**

면, 오전 중에 간식을 먹어도 상관없다.

단, 저녁에 먹는 간식과 마찬가지로 하루 총 섭취 칼로리가 늘어나지 않도록 주의해야 한다. 아침과 점심 사이의 간격이 많이 벌어진다고 해서 오전 중에 간식을 먹고, 또 저녁이 늦어질 것 같다고 해서 오후에도 간식을 먹으면, 그것만으로도 '거의 한 끼 분량의 칼로리'를 섭취하게 된다.

오전 중에는 배가 고파서 도저히 참을 수 없을 때만 아주 가볍게 간식을 하자. 이때 칼로리 섭취는 100Kcal 이내로 제한하도록 하자. 물론 오전 중에 애써 간식을 먹기보다는 **영양 밸런스가 좋은 점심을 제대로 먹는 것이 더 바람직한 일이다.**

식사와 식사 사이의 간격이 너무 벌어진다 싶으면 중간에
간식을 적절히 섭취하는 것이 좋다. 단, 칼로리 섭취량이
적정치를 초과하지 않도록 해야한다.

RULE 09

간식은 '집중'해서 먹는다!

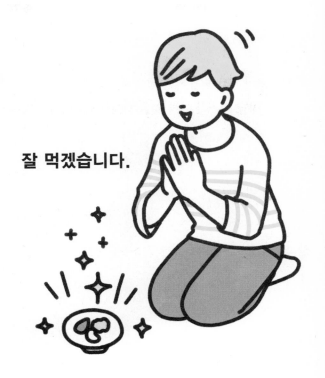

잘 먹겠습니다.

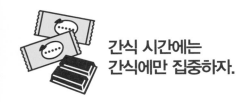

간식 시간에는
간식에만 집중하자.

한정된 양의 간식으로 만족감을 얻기 위해서는 반드시 피해야 할 게 있다. **마냥 먹거나 다른 일을 하면서 슬쩍슬쩍 먹는 것**이다.

어쩐지 입이 심심해서 컴퓨터 모니터를 보고 앉아 아작아작 과자를 먹는 것, 이것이 바로 '간식을 먹으면 살이 찌는' 최대 이유일 것이다. 이런 식으로 먹게 되면 나도 모르는 사이에 칼로리가 넘치고 만다.

간식을 먹을 때는 간식에만 집중하는 것은 대단히 중요한 법칙이다.

마냥 먹는 것도 문제이다. 그렇게 먹는 것은 아무리 먹어도 만족감을 얻지 못하기 때문이다. 왜 만족감을 얻지 못할까? 그 이유는 금세 공복감을 느낄 만한 것, 즉 당질이 많은 것만 먹으며, 먹는 데 제대로 집중하지 못하기 때문이다. 그야말로 무의식중에 먹고 있는 것이다.

⊛ '먹는 행위'에 확실히 집중하고 있는가?

우리는 뭔가를 하면서 무의식중에 먹는 게 아니라, **눈앞에 있는 음식에 집중할수록 쉽게 만족감을 얻게 된다.**

따라서 간식을 먹을 때는 단 5분, 10분이라도 다른 일을 하던 손을 멈추고 '먹는 행위'에 집중하라. 그러면 저절로 과식을 방지할 수 있으며, 스스로 먹는 양을 확인함으로써 시각적인 만족감도 얻을 수 있다. 무엇보다 천천히 씹고 맛보면서 먹을 수 있게 된다.

최근에는 점심을 먹을 때조차 컴퓨터나 스마트폰 화면을 보면서 먹는 사람이 많은 것 같다. 음식과 건강에 관련된 일을 하고 있는 입장에서 보면, 이렇게 '뭔가를 하면서 먹는 것'만큼 건강에 나쁜 습관이 없다. 바쁘다는 핑계 대지 말고, 뭔가를 먹을 때는 '먹는 행위 그 자체'에 집중하도록 하라.

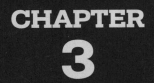

CHAPTER
3

먹을수록 건강해지는 간식 생활

혈당치를 제어함으로써
간식을 제어한다.

01

혈당치 조절
≒ 수명 조절

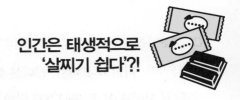

인간은 태생적으로
'살찌기 쉽다'?!

가벼운 간식을 먹으려 한 이상, '혈당치'는 무시할 수 없는 키워드이다.

우리 몸은 원래 혈당치를 딱 적당한 범위 내에 묶어 두려 한다. 그 기능을 하는 것이 췌장에서 분비되는 '인슐린'이라는 호르몬이다. 바로 이 인슐린의 작용에 주목하면서 체내로 음식이 들어왔을 때 혈당치가 어떻게 변화되는지 살펴보도록 하자.

우선, 먹은 것이 소화되면서 당질이 포도당으로 분해된다. 포도당은 혈액을 타고 전신으로 운반되는데, 이때 혈당치가 상승한다. 그리고 각 장기에서 인슐린의 힘을 빌려 포도당을 이용하면 혈당치도 원래대로 돌아온다.

이처럼 인간은 식사와 혈당치 변화의 사이클이 원만하게 돌아가면 건강을 유지함은 물론, 사고력과 집중력도 안정적으로 발휘할 수 있다. 하지만 '음식의 종류'와 '섭취법'을 제대로 선택하지 못해 이 사이클이 잘 돌아가지 않으면 어떻게 될까?

그러면 당장 병에 걸리지는 않더라도 몸에 부담이 늘어나게 될 것이다. **비만이나 피로, 컨디션 불량과 같은 증상은 바로 이 '혈당치 사이클'이 잘 돌아가지 않게 되었다는 신호이다.**

⬤ "몰랐다"는 말로는 끝나지 않는다! 혈당치와 병·비만의 깊은 관계

음식 섭취에 무관심한 사람이라면, 지금 당장은 건강해 보일 수 있지만 틀림없이 혈당치 사이클이 불량해져 있을 것이다. 혈당치가 급격히 올라 몸에서 인슐린이 대량으로 분비되고 있을 텐데 이 급격한 인슐린 분비는 바로 집중력 저하와 과식의 원인이다.

사실 인슐린은 '대단히 서투르고 엉성하게 작용'하는 호르몬이다. 혈당치가 급격하게 올라가면 지나치지만 않도록 조절하면 그만인데 오히려 너무 과도하게 떨어뜨려 단숨에 저혈당 상태로 만들어 버리는 것이다.

식후 혈당치와 인슐린 분비

쉽게 살이 찌지 않는 사람	쉽게 살이 찌는 사람
▼	▼

먹는다

| ▼ | ▼ |

혈당치가 올라간다	혈당치가 급격하게 올라간다

| ▼ | ▼ |

인슐린이 분비되고 포도당이 에너지로 사용된다

| ▼ | ▼ |

공복감을 느낀다	강한 공복감이 엄습한다

| ▼ | ▼ |

먹는다	과식한다

| ▼ | ▼ |

혈당치가 올라간다	혈당치가 급격하게 올라간다

| ▼ | ▼ |

⋮　　　　　　　⋮

이것을 "반응성 저혈당"이라고 부른다.

앞에서 우리는 혈당치가 내려가면 머리가 멍해지기 쉽다고 말한 바 있다. 이것이 바로 "반응성 저혈당" 증상이다. 식사 때 당질을 너무 많이 섭취하면 그런 상태에 빠지기 쉬워진다.

가령 점심에 라면과 공기밥을 먹었다 치자. 당질이 듬뿍 들어 있는 "면+밥"이라는 조합은 혈당치를 급격히 상승시킨다. 그러면 체내에서는 인슐린이 대량으로 분비되어 혈당치가 급격하게 떨어지는 현상이 일어난다. 이때 많은 사람들은 **졸음을 느끼거나 왠지 멍해지곤 하는데, 점심 식사 후 종종 졸음이 찾아오는 것은 바로 이 때문이다.**

저혈당 상태가 되면 몸은 우선 당질을 원하게 된다. 그러면 점심 식사한지 몇 시간도 되지 않았는데 쿠키나 과자빵, 스낵 과자처럼 당질이 높은 음식이 먹고 싶어지는 것이다. 이때 욕구대로 그런 음식을 먹으면 또 인슐린이 분비가 촉진되어 반응성 저혈당을 초래하고, 그러면 더더욱 당질이 먹고 싶어진다. 이렇게 악순환이 계속되는 것이다.

⬤ '포만감'은 왜 건강 이상의 원인이 될까?

'당질 과다 섭취'가 끝이 아니다.

포도당을 과도하게 섭취하면, 인슐린은 여분의 포도당을 지방으로 변화시켜 지방세포에 축적되게 함으로써 혈당치를 내린다. 즉, **미처 사용되지 못한 포도당은 인슐린의 힘에 의해 '지방'이 된다.**

이것은 우리 몸에 갖춰져 있는 "기아 대책 기능"이다. 인류가 지금처럼 안정적으로 음식을 얻을 수 있게 된 것은 아무리 길게 잡아도 최근 수백 년의 일이다. 그 전에는 기후가 살짝만 변해도 금세 음식이 부족해지곤 했다. 그런 환경에서도 목숨을 이어가기 위해 인류는 여분의 에너지를 지방의 형태로 자신의 몸에 쌓아두기로 했다. 음식이 부족해져도 '에너지 저장고'인 지방에서 다시 포도당을 합성하면 당장은 견딜 수 있기 때문이다. 일종의 '살아남기 전략'인 셈이다.

그러나 현대 일본에서 이 기능은 예상 밖의 결과를 낳고 있다. 사람들이 고당질 식품을 많이 먹어서 혈당치가 급격히 오르고, 인슐린이 대량으로 분비되니 지방이 축적되는 바람에 점점 살이 찌고 있는 것이다.

문제는 또 있다. 고당질 식품을 계속 먹어서 인슐린이 과잉 분비되면 점차 췌장에 피로가 쌓여 인슐린이 제대로 분비되지 않는다. 인슐린이 부족해지면 당연히 혈당치도 내려가지 않는다. 즉, 혈액 속 포도당 과다 상태가 지속되는 데 이것이 바로 당뇨병의 시작이다.

　당은 몸에 꼭 필요하지만, **혈액 속에 남은 당은 역기능을 발휘하여 몸에 여러 가지 악영향을 미친다.** 간단히 말해서, 당은 체내에서 '당화(糖化)' 현상을 일으켜 세포에 상처를 유발하고, 장기나 혈관을 기능 부전에 빠지게 한다. 당뇨병이 진행되어 혈중 당 농도가 높을 때면 실명이나 손발의 괴사, 신장병, 뇌경색, 심근경색 같은 무시무시한 합병증이 나타난다.

'혈당치'를 축으로 하여 식생활을 재검토하자.

전용 검사기기로 측정한 수치를 기반으로 한 기준은 다음과 같다.

당뇨병 학회에 따르면, 혈당치가 공복시 100~109mg/dl, 식후 1시간 180mg/dl 이하, 2시간 200mg/dl 이하면 정상이다. 반대로 생각하면, 공복에 혈당치가 109mg/dl을 넘거나 식후 1시간에 180mg/dl, 2시간에 200mg/dl이 넘게 되면 당뇨병 증상이 있는 것이다.

일단 당뇨병 진단을 받으면 식사 제한은 불가피하다.

후천적 요인으로 당뇨병에 걸리는 환자들은 대부분 '먹고 마시는 것을 좋아하는' 편이다. 그런 사람들에게 당뇨병은 그야말로 인생의 즐거움을 빼앗는 잔혹한 병이라 하지 않을 수 없다.

따라서 평생 좋아하는 음식을 계속 맛있게 먹으려면, 혈당치를 알맞은 수준으로 유지하는 것이 필수적이다. 하루 세 번 식사할 때나 간식을 먹을 때, 혈당치가 지나치게 올라가지 않게 하는 식습관을 들여 보자.

02

한 눈에 이 음식이 '살찌기 쉽다'는 것을 알 수 있는 수치는?

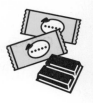

"야채니까 쉽게 살찌지 않는다."고 말할 수만은 없다!

당질 섭취량을 조절하기 위해 주목받고 있는 것이 있으니, 바로 'GI 수치(글리세믹 인덱스)'이다.

포도당을 기준으로 하여 다른 식품 섭취 시 혈당 변화치를 계산하는 것으로, 포도당이 체내에 들어왔을 때의 혈당치 상승분을 100이라 하고, 다른 식품의 경우 얼만큼 상승하는가를 수치화한 것이다. '혈당치가 얼마나 쉽게 오르는지'를 알 수 있기에, GI 수치는 '살이 찌는 정도'나 '몸에 주는 부담'을 알 수 있는 지표라고 할 수 있다.

이에 따라 혈당치가 올라가기 쉬운 식품을 '고GI식품', 올라가기 어려운 것을 '저GI식품'이라고 부른다. 당질이 많은 음식은 필연적으로 '고GI'이기 때문에, 저당질 다이어트는 '저GI 다이어트'라고도 불린다.

⊙ 보기에는 똑같지만 '살이 찌는 정도'는 전혀 다르다.

우측의 표를 보면 대략적인 경향을 알 수 있다. 이 책에서 소개한 법칙이 GI를 기준으로 삼았다는 사실도 알 수 있을 것이다.

예를 들어, 롤빵보다는 크루아상이 비교적 GI가 낮다. 왜냐하면 크루아상에 버터의 지질이 포함되어 있기 때문이다.

또 정백미(精白米)와 떡의 GI는 같지만, 상대적으로 팥밥과 배아정백미가 저GI이다. 팥밥에는 콩 단백질과 식이섬유가 포함되어 있고, 배아정백미는 정백미보다 식이섬유가 풍부하기 때문이다.

식빵보다 통밀빵이 저GI인 것도 통밀에 식이섬유가 풍부하기 때문이다.

이처럼 외양이나 칼로리는 별 차이가 없어도, 함유된 영양소에 따라 살이 잘 찌지 않는 식품과 쉽게 살이 찌는 식품으로 나뉘게 된다.

음식의 GI 수치 기준

	GI 수치 높음	GI 수치 다소 높음	GI 수치 낮음
곡류	정백미 떡 식빵 롤빵 콘푸레이크 우동	배아정백미 팥밥 통밀빵 크루아상	올브랜 당면
과자	사탕 도라야키 밀크초콜릿 센베이 케이크 쿠키	크래커 아이스크림 푸딩	젤리 다크초콜릿
감자·고구마류	감자	고구마	
야채	호박 인삼		기타 야채류
고기·어패류			고기·어패류 전반
견과류·두부		밤	기타 견과류·두부
과일			과일
유제품·계란			유제품·계란
해조류			해조류

이 표에 따르면 야채라고 모두 저GI인 것은 아니다. 이 사실
은 GI에 대해 어느 정도 지식이 있는 사람에게도 뜻밖일 것이

다. 확실히 대부분의 야채는 저GI지만, 호박이나 고구마는 GI가 높은 편이다. 따라서 유감스럽게도 호박 케이크나 고구마 케이크는 먹어도 쉽게 살찌지 않는다는 인식은 잘못된 것이다.

어중간한 지식으로 저당질 다이어트를 하려고 하면 이런 함정에 빠질 수도 있음을 주의하자.

단, GI 수치가 높은 음식이라도 다른 식품이나 영양소와 조합하여 먹는다면 GI 수치를 다소 낮출 수 있다. 또한 당뇨병 환자가 아닌 이상, 식품별 GI 수치를 자세히 파악해두는 것은 그리 큰 의미가 없다. 다만 대략적인 경향을 기억해 두고, 당질이 많아 보이는 것이나 GI 수치가 높아 보이는 것을 먹을 때는 단백질, 지질, 식이섬유 등이 들어 있는 음식을 함께 먹는 지혜를 발휘해보도록 하자.

이 작은 지혜가 매일 쌓이면 큰 차이를 만들어낼 것이다.

'당질 감량' 추천

"당질은 살이 찐다. 그러므로 밥을 덜 먹으면 살이 빠진다."

한 때 이런 말이 유행했던 적이 있다.

물론 하루 세끼마다 꼬박꼬박 밥이나 빵, 면류를 먹고, 간식으로도 센베이나 케이크, 쿠키 같은 것을 먹어 '당질을 과다하게 섭취'하는 사람이 식단의 일부를 당질 이외의 것, 특히 야채나 과일 등으로 대체하면 체중이 줄어들 것이 확실하다. 하지만 그렇다고 '당질을 전혀 섭취하지 않는 생활'은 오히려 건강에 해롭다. 극단적인 식생활은 수명 단축으로 이어질 수도 있다.

당질도 3대 영양소 중 하나로, 우리 몸에 필수불가결하다.

당뇨병 예방에 적극적으로 매달리고 있는 각국의 '당뇨병 학회'들도 "당질을 극단적으로 섭취하지 않는 생활은 건강에 좋지 않다."고 발표했다. 또 식사에서 곡류를 제외하고 당질을 극단적으로 줄이는 다이어트는 오래 지속하기가 어렵고, 요요 현상도 많이 일으킨 것으로 보고되었다.

그러므로 '당질을 섭취하지 않는 것'을 지향할 게 아니라, 적절한 당질을 맛있게 섭취할 것을 추천한다. 그렇게 당질을 줄이는 발상이야말로 '세 끼+간식'으로 건강해지는 비결이다.

03

아침밥을 먹지 않는 것만으로도 '3가지 손해'를 입는다!

아침밥에는 영양학적 의의가 있다.

"현대인의 라이프 스타일에 따르면 아침을 먹지 않는 편이 건강에 좋을 수 있다."

"배설하는 시간대인 아침에 음식을 먹는 것은 잘못된 일이다."

우리는 최근 이와 같이 아침밥의 필요성을 부정하는 듯한 이야기를 종종 듣곤 한다. 듣다 보면 일리가 있는 것 같기도 해서 "그래서 어떻게 하는 게 좋은 건데?"라고 생각하는 사람도 분명 많을 것이다. 하지만 나는 역시 "아침밥은 먹는 게 좋다."고 생각한다.

⊙ 아침을 거르면 '노화 속도'가 상승한다.

내가 아침밥을 추천하는 가장 중요한 이유는, **아침을 먹어야 하루 영양 밸런스를 맞추기 쉽기 때문**이다.

밖에서 일을 하다 보면 점심식사는 대부분 외식으로 해결할 것이다. 예를 들어, 점심으로 국수나 라면, 파스타를 먹게 될 텐데, 그러면 자연히 영양소를 편중되게 섭취하게 된다. 일반적으로 외식을 하면 당질을 과다 섭취하게 되고, 야채가 부족해지기 쉽다.

하지만 야채가 들어간 된장국이나 낫토 같은 일본식 아침을 먹거나, 야채 샐러드나 요구르트 같은 서양식 아침을 먹는다면, 점심 한 끼는 한 가지 영양소 위주의 식사를 해도 큰 무리가 없을 것이다. 아침으로 식이섬유와 식물성 단백질, 유제품의 칼슘을 섭취한다면, 하루 전체 영양 밸런스는 별 무리 없이 맞출 수 있다. 또 간식과 저녁 식사를 잘 조합해서 먹으면 영양면에서는 큰 문제가 없을 것이다.

아침을 먹지 않아 식사 횟수가 1번 줄어들면 섭취하는 영양소가 한쪽으로 치우친다. 영양 밸런스가 무너지면 윤기 나는 피부와 탄력 있는 근육을 잃어버릴 뿐만 아니라 건강 유지 기능도 정체되고, 노화 속도도 빨라질 위험이 있다.

여러 모로 보아, 아침을 먹는 사람은 먹지 않는 사람보다 건강이나 미용 면에서 위험 요소가 적은 것이 분명하다.

◌ 아침을 건너뛰어도 칼로리 섭취량은 줄지 않는다.

"아침을 먹지 않으면 섭취하는 칼로리 섭취량이 줄어든다."고 생각하는 사람도 있을 것이다. 하지만 그것은 너무 단순한 생각이다.

실제로 **아침을 걸러 다이어트에 성공하는 경우는 극히 드물다. 오히려 '식사 횟수가 적으면 살이 찐다'**고 하는 게 맞다. 왜냐하면, 아침에 공복을 참으면 그 반동으로 칼로리가 높고 당질이 많은 점심과 저녁을 먹게 되어, 결과적으로 칼로리가 초과될 가능성이 높기 때문이다. 몸은 오전 중에 "에너지가 부족하다."고 느끼면 평소보다 많은 칼로리를 원하는 법이다.

아침 식사를 거르고 점심, 저녁 식사량을 평소의 80%로 줄이면 어떨까? 칼로리 면에서는 문제가 없을지도 모른다. 하지만 평소보다 적은 두 끼(점심, 저녁)로 하루에 필요한 영양을 제대로 공급받으려면 탄수화물 섭취를 자제하는 수밖에 없다. 하지만 조식을 건너 뛴 상황에서 점심, 저녁 때도 탄수화물을 거의 섭취하지 않는 식사로는 분명 만족감을 얻지 못할 것이다.

⚬ 하루의 리듬이 흐트러진다.

아침을 먹으면 그날 처음으로 혈당치가 상승하게 된다.

지금까지 말했듯이 혈당치가 떨어지면 머리가 멍해지기 쉽다. 두뇌 활동에는 당이 필수적이기 때문이다. 오전 중에 회사나 집, 학교 등지에서 에너지를 사용해야 할 사람이 아침을 먹지 않으면 적어도 오전 중에는 머리가 멍한 상태로 지낼 수밖에 없다. 보통 **"오전 시간에 집중력이 향상된다."라고 말하곤 하는데 이는 아침을 먹은 사람에게나 해당되는 이야기다.**

이런 이유들 때문에 역시 아침밥을 먹는 게 좋다. 식사는 우리 몸을 보다 아름답고 건강하게 하는 영양을 공급하는 기회이다. 하루 세 번 우리 몸에 그 기회를 선물해보자.

아침 금식과 야채 부족의 상관관계

건강을 위해서는 '하루에 350g 이상의 야채'를 먹는 것이 좋다. 350g이면 생야채의 경우, 큰 볼을 가득 채운 분량이다. 익히면 부피가 좀 줄어들기는 하겠지만, 어쨌든 상당한 양이다. 솔직히 한두 번의 식사로 이렇게 많은 야채를 먹기는 힘들다.

그래서 현대인은 대체로 야채 섭취가 부족하다. 한 음료 회사에서 실시한 조사에 따르면, 30-40대 직장인 중에서 하루에 필요한 야채를 제대로 섭취하는 사람은 5%에 불과하다. 일본인의 하루 야채 섭취량은 남녀 모두 평균 250g 정도로, 권장치보다 100g이나 부족한 것이 현실이다.

이런 현상은 어쩌면 아침을 제대로 먹지 않는 현대인의 식습관과도 무관하지 않을 것이다. 일본식 아침을 먹으면 된장국이나 무침 등을 통해 대략 100g 정도의 야채를 먹을 수 있기 때문이다.

아침에 특히 야채가 많이 포함된 식사를 하자. 그리고 의식적인 노력으로 우리의 간식 생활을 보다 풍성하게 하자.

04

오후면 덮쳐오는 졸음

원인은 점심 식사법!

오후를 의미 있게 보내기 위한 점심 식사의 기술

점심을 잘 먹었는데 오히려 이른 오후부터 피곤해지고 머리도 잘 돌아가지 않는다. 그럴 때는 분명 점심을 먹는 방식에 문제가 있는 것이다. 아마도 당질을 과다 섭취해 '반응성 저혈당'이 일어났을 것이다.

나도 얼마 전에 비슷한 경험을 한 적이 있다. 어딘가에서 강연을 했을 때의 일이다.

주최 측에서 점심으로 야채 조림과 콩밥 등이 들어간 도시락을 준비했다. 야채는 있었지만 단백질이나 지질은 거의 찾아볼 수 없었고, 한 눈에 봐도 당질이 너무 많았다.

그래도 모처럼 준비해 준 도시락이라 맛있게 싹싹 비웠다. 그날은 강연 후에도 일정이 꽉 차 있었고, 돌아가는 길에는 체육관에서 운동을 할 예정이었기 때문에 "지금 제대로 먹어 두자."고 생각했다. 또 자취를 하는 입장에서는 쉽게 먹을 수 없는 내용의 식사여서 일종의 '작은 실험'을 해 보자는 생각도 했었다.

자, 그 다음엔 어떻게 되었을까? 나는 완전히 피곤해져서 체육관에 가지 못했고, 예정된 운동을 하지 못했다.

그날 먹은 점심에는 단백질과 지질이 적고 당질이 많았다. 그래서 배부르게 먹었어도 혈당치가 금세 내려가 저녁에는 피곤해지고 말았던 것이다.

몸에는 힘이 하나도 없고 머리는 멍한, 그야말로 반응성 저혈당의 전형적인 증상이었다. 이렇게 되면 혈당치를 회복하기 위해 뭔가를 또 먹을 수밖에 없다. 이때부터 비만의 사이클이 시작되는 것이다.

이처럼 지질이 적고 당질이 많은 소위 "건강 식단"이 비만의 원인이 되기 쉽다. 특히 건강을 지향하는 사람들이 빠지기 쉬운 함정이다.

⊙ 점심에 먹어야 할 영양소

영양학 전문가로서는 좀 부끄러운 이야기지만 뒤집어서 생각해 보면 "이상적인 점심식사의 모습"을 발견할 수 있는 에피소드였다. 밥이나 면류 같은 당질은 가급적 적게, 고기나 생선,

대두 같은 단백질과 지질은 제대로 섭취하는 것이 중요하다.

체형 관리에 민감한 사람은 칼로리에만 신경 쓰느라 고기류를 피하기 쉬운데, **고기에는 당질 대사에 필수적인 비타민 B1이 다량 포함되어 있다. 따라서 고기를 제대로 먹어야 살이 찌지 않는다.**

만약 체중이 마음에 걸린다면, 일반적인 여성의 경우 밥을 반 내지 3분의 1 정도 남기는 게 좋다. 남성은 남기지 않아도 된다.

점심을 제대로, 간식은 적당히, 저녁은 지나치지 않게 먹는다. 이 법칙을 매일 실천할 수 있다면 절대로 살이 찌지 않을 것이며, 그 후에는 '건강하게 살이 빠지는' 결과가 나타날 것이다.

⬣ "저녁 파티"를 앞둔 날의 점심 식단

저녁에 파티나 회식이 있어서 과식이 염려되는 날도 있다. 그럴 때는 어떻게 하면 좋을까?

보통은 밤에 배불리 먹겠단 생각에 점심을 줄이는 게 좋겠다고 생각하겠지만, 사실은 그 반대이다. **점심 역시 제대로 먹는 게 좋다.**

이것도 지금까지 설명한 원리와 동일하다.

점심을 제대로 먹지 않으면, 저녁 식사 때 공복감에 몸을 맡긴 채 음식을 마구 먹어댈 가능성이 높다. 게다가 술을 마시면 음식을 더 많이 먹게 되어 칼로리가 초과되기 십상이다.

술 자체의 칼로리는 또 어떤가?

제품에 따라 약간의 차이는 있지만, 생맥주는 중간 사이즈 한 잔에 175Kcal, 일본술(日本酒)은 1홉에 186Kcal, 레드 와인은 글라스 한 잔에 73Kcal, 더운 물을 섞은 소주는 90ml에 140Kcal 정도다.

그러면 파티가 있는 날은 간식을 어떻게 먹는 게 좋을까?

파티가 시작되는 시간대에 따라 다르다. 파티가 밤 8시나 9시쯤 시작된다면, 지금까지 설명한 것처럼 간식을 먹는 게 좋다. 하지만 대부분의 파티는 저녁 6시나 7시쯤 시작된다. 그런 경우라면 굳이 간식을 먹을 필요가 없다.

살짝 출출하다면 파티 직전에 100Kcal 이하의 음식을 한두 개 집어 먹는 정도가 적당하다. 그렇게 하면 파티에서 과식이나 과음을 해서 생기는 불쾌감과 숙취를 미연에 방지할 수 있다.

메모
한 마디

'세 끼+간식'의 칼로리 밸런스는?

"하루 섭취 칼로리의 밸런스"에 대해 들어본 적이 있는가? 아마도 "아침:점심:저녁의 비율은 2:3:1로 해야 한다."는 말은 들어보았을 것이다. 하지만 지금까지 설명한 바와 같이, 살이 찌고 빠지는 데 가장 큰 영향을 미치는 것은 끼니별 칼로리 분배가 아니라 하루 총 칼로리 섭취량이다.

활동량을 생각하면 확실히 저녁 식사는 적게 하는 게 좋다. 하지만 "저녁을 조금만 먹을 거니까…" 하는 생각으로 아침과 점심을 듬뿍 먹고 저녁 전에 저혈당 상태가 되어 저녁도 과식에 가까울 정도로 먹어 버린다면 어떻게 할 것인가?

식사량을 제한하려는 의도와는 반대로 결국 목표량의 몇 배나 되는 칼로리를 섭취하게 될 수도 있다. 또 '간식을 좀 많이 먹은' 상황이라면 어떻게 하겠는가? 저녁을 거르는 것 외에는 만회할 방법이 없다.

따라서 "저녁식사를 줄이는 게 좋다."는 말은 대단히 자기관리가 철저한 사람에게나 해당되는 이야기이다. 나처럼 "무리하지 말고, 참지 않고 간식을 먹으면서 살을 빼고 싶다. 건강해지고 싶다."고 생각하는 사람은 저녁 식사를 제대로 한다는 전제 아래 하루 식사량을 배분하는 것이 좋다.

05

약간의 간식으로는
뭔가 부족하다 싶은 사람을 위한
'맛있는' 이야기

'식전에 마시는 한 잔의 차나 커피'가 가져오는 의외의 효과

"아무리 세 끼 식사와 간식을 계획적으로 하려 해도 잘 되지 않아요. 자꾸 과식하게 됩니다."

아마도 많은 사람들이 이와 같이 말할 것이다.

그럴 땐 **음식을 먹기 전에 우선 음료를 마셔보라.** 블랙커피, 스트레이트 티, 허브 티, 일본차 등을 추천한다. 식사나 간식을 먹는 자리에서 먼저 이 음료들을 섭취하는 것이다. 블랙커피나 차에는 칼로리가 없다. 설탕이나 우유를 듬뿍 넣지 않는 한, 아무리 마셔도 칼로리는 넘치지 않는다. 그러므로 음료를 먼저 뱃속에 집어넣어 뇌를 조금 달랜다고 생각해보라. 그것만으로도 **'혈당치가 과도하게 내려가서 발생하는 폭식'은 방지할 수 있다.**

그냥 물을 마셔도 좋지만, 그것만으로는 뭔가 부족하다고 느껴질 때 맛이 풍부한 커피나 차를 선택하면 미각이나 후각을 통한 만족감까지 얻음으로써 자연스레 식사량을 줄일 수 있다.

또 식전 30분에 500ml의 물을 마시면 위산이 묽어지면서 식욕이 줄어들어 다이어트와 혈당치 조절에 도움이 된다.

⬡ 음료수가 '무의식적인 간식'이 되지 않도록 주의할 것!

만약을 위해 말해 두지만, 이때 주스나 스포츠 드링크를 마시는 것은 금물이다. 커피나 차 중에서도 캔 커피나 캔 홍차, 혹은 페트병이나 종이컵에 든 기성품은 가급적 피해야 한다.

밀크티, 밀크커피 등은 말할 것도 없고, '블랙', '스트레이트'라고 하는 음료 중에도 설탕이 들어간 것이 있기 때문이다. 모르고 마시면 '무의식적인 간식'을 한 셈이 되어 하루 총 섭취 칼로리가 높아진다(102쪽).

커피든 차든 '직접 타는 것'이 최고다. 습관이 되지 않아서 귀찮다면 티백을 사용하는 방법도 있다. 홍차는 티백이 일반적이고, 커피도 한 잔 분량의 드립 페이퍼에 커피 가루가 담겨 있어 컵에 씌워 뜨거운 물을 붓기만 하면 되는 제품이 있다. 무가당 인스턴트커피도 편리하기는 마찬가지다. 이런 상품들을 사용하는 데 익숙해지면 별로 어렵지 않게 음료수를 마실 수 있다.

또 커피나 일본차에 들어 있는 카페인은 머리를 맑게 해주는 작용을 한다. 커피의 폴리페놀이나 녹차의 카테킨은 노화 방지에 도움이 되는 항산화 물질이다. 또 카모마일이나 민트, 로즈마리, 로즈힙 등의 허브티는 종류에 따라 이완 효과나 각성 효과도 기대할 수 있다.

칼로리를 섭취하지 않으면서도 이런 부차적인 효과를 얻으니, 이보다 좋을 수 없다.

과식 후에 다이어트 건강기능식품을
먹어도 별반 소용이 없다!

시판되는 녹차나 우롱차 중에는 식약처 인증 다이어트 건강기능식품이 있다.

"체지방을 태운다", "지방 흡수를 억제한다"는 식으로 선전하면서 다이어트에 관심이 있는 사람들의 궁금증을 유발하는 식품들이다.

엄격한 심사를 통과해서 식약처 인증을 받았으니 어느 정도는 효과가 보증된다고 봐도 좋을 것이다. 하지만 식품의약품안전처에서 기능성 인증을 받은 식품이라 해도 과식한 음식의 칼로리를 제로로 만들 수는 없다.

예를 들어 200Kcal를 소비하려면 자전거를 1시간 정도 타야 한다. 칼로리 소비는 그만큼 힘들다. 녹차 한 병을 마시는 것만으로 방금 전의 칼로리 섭취를 '무효'로 만들 수는 없다.

간식 전에 마시는 차나 커피가 좋은 것은 어디까지나 그 후의 과식을 억제할 수 있기 때문이다. 과식을 하면 당연히 섭취한 만큼의 칼로리가 지방으로 변한다.

식전에 물, 커피, 차를 마시면 과식을 방지할 수 있다.
단, 주스나 스포츠 드링크 등 설탕이 듬뿍 들어 있는
음료는 피한다.

06

'나도 모르게 과식해버렸다면'

'그런 날도 있다'고 생각하자.

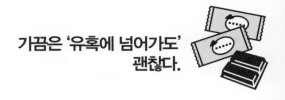

가끔은 '유혹에 넘어가도' 괜찮다.

간식은 마음의 양식이기도 하다. "오늘은 먹고 싶은 대로 먹자!", "칼로리가 높은 건 알지만 오늘은 케이크를 잔뜩 먹고 싶어!", "라면은 역시 곱빼기지!"라는 것도 그리 나쁜 생각은 아니다. 유혹에 넘어가면 절대 안 된다고 경고할 의사는 없다.

케이크, 라면, 무한리필: 이 모든 것이 허용되는 딱 하나의 법칙은?

포인트는 **'한 번 법칙을 어겼다고 약해지지 않는 것!'**이다. 하루 간식을 과식했다고 자포자기해서 "아, 이제 다 끝났어!"라고 생각하면 모처럼 공부한 지식도, 그동안 해온 실천도 다 물거품이 된다.

어차피 식사는 매일 반복적으로 하는 것이다. 딱 하루 과식했다고 해서 돌이킬 수 없는 상황에 놓이거나 하진 않는다. 이미 먹은 것은 어쩔 수 없다 치고, 버틸 수 있는 지점에서 최대한 버티면 된다.

이때 "오늘 과식한 만큼 내일 하루는 안 먹고 원래대로 되돌려야지." 하는 식으로 **스스로에게 무리한 과제를 부여하는 건 좋지 않다.** 참으면 그만큼 스트레스가 쌓이기 때문이다.

마치 '과식한 벌'을 주듯이 스스로에게 엄격해지면 나중에는 '노력에 대한 보상'을 바라게 된다. 그 보상심리를 억누르는 것 역시 괴로운 일이다.

그렇다면 하루 과식했을 경우 어떻게 하는 게 가장 좋을까? 그럴 때는 간식을 약간만 줄여보자. 말하자면 일주일 동안은 150Kcal 정도만 간식을 먹는 것이다. 그런 행동 패턴을 지속하는 것이 좋다. 굳이 칼로리를 계산해서 초과한 만큼을 간식의 양을 줄이자는 식으로 너무 정밀하게 따질 필요도 없다.

인간의 몸은 복잡하면서도 단순하다. **신속하게 대처할수록 한 번의 과식 정도는 금방 만회할 수 있다.** 과식이 습관화되지만 않으면 된다.

⚬ 체중계는 현명한 간식 생활의 페이스 메이커

앞서 말했듯이, 가끔은 유혹에 넘어가도 된다. 하지만 어떤 식으로든 자기를 단속하지 않으면 안 된다. 그러면 스스로에게 점점 관대해진다.

하루 한 번 정해진 시간에 체중계에 올라가는 것 한 가지만큼은 꼭 습관처럼 매일 반복하자. 그보다 객관적이며 손쉽게 나를 다잡는 습관은 없다.

사람들은 과식했다는 생각이 들수록 체중계에 올라가는 것을 주저한다. 왠지 몸이 무거운 것 같다거나 배 주위가 통통해진 것 같은 느낌이 든다. 혹은 그 밖에 다양한 형태로 어렴풋이 체중이 늘었음을 눈치 채게 되지만 '숫자'라는 부정할 수 없는 형태로 그 사실을 확인하는 것은 또 다른 문제이다. 체중을 확인하는 것은 분명 두려운 일이다. 나 역시 그러한 경험이 있어서 그 마음을 잘 안다.

"지금은 부은 상태니까 체중을 재도 정확하지 않을 거야. 나중에 재자."

"오늘 덜 먹고 운동한 뒤 내일 재는 게 어떨까?"

"이제부터 일주일 동안 칼로리를 제한한 뒤 다음 주부터 매일 재야지."

자기도 모르게 이런 식으로 생각하게 된다. 하지만 과식한 바로 그 날, 용기를 내서 체중계에 올라가도록 하라. 그래야 한다.

과식이 계속되고 체중이 늘어나는 모습을 눈으로 직접 보면 이를 기회 삼아 폭음과 폭식에 제동을 걸 수 있다. 반대로 이상적인 체중을 유지하고 있거나 체중이 쭉쭉 줄고 있다면, "좋았어, 앞으로도 계속 이 상태를 유지하자." 하고 자신감을 갖게 될 것이다. 혹은, "내일 가는 뷔페에서는 전력을 다해 먹어야지!" 하는 식으로 먹는 즐거움을 찾을 수도 있다. **체중계는 이렇게 마음을 다잡는 수단이 되는 동시에 동기 부여에도 도움이 된다.**

과식 후 체중의 변화는 언제 나타날까?

오늘 과식했다고 해서 당장 내일 체중이 늘어나는 것은 아니다. 대개는 2~3일에 걸쳐 지방이 축적되면서 체중이 올라가기 시작한다.

그래서 매일 체중을 재다 보면, "앗, 어제는 간식을 좀 많이 먹은 것 같은데 체중에 변화가 없네?" 하는 경우도 있을 것이다. 하지만 그때 "뭐야, 그 정도는 먹어도 되잖아?" 하고 방심하면 큰일 난다. 그렇게 계속 먹게 되면 며칠 후에는 반드시 체중이 늘어난다.

체중계는 이른바 '나 자신에 대한 최후통첩' 같은 것이다. 여기서 포인트는 "오늘은 유혹에 넘어갔지만 내일은 조심해야지.", "오늘은 간식을 잘 조절할 수 있었어."라고 의식적으로 자신의 식생활을 돌아보는 것이다.

매일 이렇게 할 수만 있다면 더 이상 체중계를 두려워할 필요가 없게 된다. 체중계에 올라가면 우울해지는 일들이 하루 빨리 사라지게 하자. 오늘도 체중계가 나에게 'OK' 사인을 보내주는 도구가 되게 하자.

07

인내심도 갖지 말고,
공복감도 갖지 말재

늘어난 체중을 재빨리 되돌리는 비결은?

체중 증가는
'영양 밸런스 악화'의 징조

매일 체중을 재다 보면 약간의 변화에 일희일비하게 되는 경우가 있다.

"500g의 체중 증가도 용서할 수 없어."

"1kg라도 늘어나면 절망적이야."

이런 기분에 휩싸이는 사람도 분명 있을 것이다.

하지만 안심하라. **1kg 정도 늘어난 체중은 곧바로 감량할 수 있다.** 하지만 2kg, 3kg 늘어나게 되면 곤란하다. 원래대로 되돌리기가 어려워진다.

체중 증가에는 신속하게 대처하는 게 최고이다. 되돌릴 수 있을 때 최대한 빨리 원래의 체중으로 되돌려야 한다.

체중이 늘어나는 원인은 딱 하나, **섭취 칼로리가 소비 칼로리보다 많기 때문이다.** 너무도 단순한 논리이다.

그러면, 체중이 늘었을 때 단순히 섭취 칼로리만 줄이면 될까? 그것도 틀린 말은 아니지만, 더 현명한 방법이 있다.

칼로리가 초과되는 것은 대부분 '어설픈 식사' 때문이다. 무슨 말이냐 하면 **당질, 지질, 단백질은 과식하면서도 식이섬유는 부족하게 섭취한다는 것이다.**

식이섬유에는 칼로리가 없다. 호박이나 연근, 우엉 등 비교적 칼로리가 높은 야채도 있지만, 그래도 밥이나 고기, 생선에 비하면 훨씬 저칼로리이다. 극단적으로 말하면 밥 한 그릇과 야채 한 그릇의 외관상 양은 같아도 칼로리는 크게 다르다. 특히 밥이나 간식을 먹을 때 대단한 양을 먹는 것 같진 않은데 **천천히 조금씩 체중이 늘고 있다면 먹을 것을 선택하는 방식을 점검해 봐야 한다.**

⊙ 우선 3일간 '야채를 배불리' 먹어 보자.

특히 자취를 하는 사람들은 피곤할 때일수록 야채 섭취가 부족하기 쉽다. 야채 손질에 시간과 노력이 필요하기 때문에 자기도 모르게 건너뛰고 파스타나 우동, 덮밥처럼 신속하게 만들 수 있는 것을 먹게 된다. 나 역시 체중이 조금 늘었을 때 "그러고 보니 요즘 피곤해서 식사 준비에 게을렀구나." 하고 깨닫는 경우가 종종 있다.

어쨌든 **체중 증가는 칼로리가 초과됐다는 증거**이다. 좀 더 구체적으로 말하면, **야채가 부족해서 영양 밸런스가 무너졌다는 증거**이기도 하다. 이런 상황에서는 공복을 참으면서까지 칼로리를 줄이려고 하기보다는 즉시 효과가 나타나는 방법을 전략적으로 선택하는 것이 좋다.

늘어난 체중을 원래대로 되돌리려면, 가장 먼저 해야 할 일은 간식을 없애는 것도 아니고 식사량을 줄이는 것도 아니다. 우선은 **세 끼의 식사에서 주식을 약간 적게 먹고, 주요 부식물과 반찬을 많이 먹어 보라.** '야채를 배불리' 먹는다는 생각으로 먹을 것을 골라 보라.

배의 용량은 언제나 대개 비슷하다. 그중 밥이나 고기, 생선으로 채웠던 공간의 반 정도를 야채에 할애하라. 그렇게 하면 출출할 때 식욕을 참을 필요도 없고, 귀찮게 칼로리를 계산할 필요도 없다. 먹는 양을 줄일 필요는 더더욱 없다. 늘어난 체중이 1kg 이내일 경우, 2~3일 정도 계속해서 '야채를 배불리' 먹으면 자연히 체중은 원상 복귀된다.

한 가지 더 말하자면, 야채는 아무리 먹어도 과식이 되지 않는다. 그러므로 체중이 되돌아온 후에 지속적으로 '야채를 듬뿍' 먹는 식사를 하라. 그것이 습관이 된다면 더없이 좋을 것이다.

손쉽고 간단한 야채 요리의 비결

'언제든지 야채를 듬뿍' 먹으려면 "야채를 잘라 냉장고에 넣어 둬야겠다."고 생각하기 쉬운데 별로 권할만한 방법은 아니다. 야채가 상처를 입기 때문이다.

대신, 피곤해서 야채를 손질하기 귀찮을 때 추천하는 것이 있으니, 바로 '온(溫)야채'이다.

하지만 찌거나 삶기는 귀찮으니 브로콜리나 당근, 양배추, 완두콩, 파프리카 등을 대충 큼직하게 썰어서 내열용기나 렌지 이용이 가능한 보존 봉투에 넣는다. 거기에 소금과 후추를 약간 뿌려서 손으로 가볍게 버무린 후 전자렌지에 2~3분 정도 가열하면 끝이다.

요리라고 부르기도 어색할 만큼 쉽고 간단한 메뉴지만 피곤할 때에도 야채를 듬뿍 먹을 수 있어서 좋다.

야채가 너무 부드러워지지 않는 것도 장점이다. 야채의 식감은 포만감과 직결되기 때문에, "야채로 배를 채웠다"는 만족감을 손쉽게 느낄 수 있다.

갑자기 체중이 늘어났다면
야채 섭취량을 늘려보라.

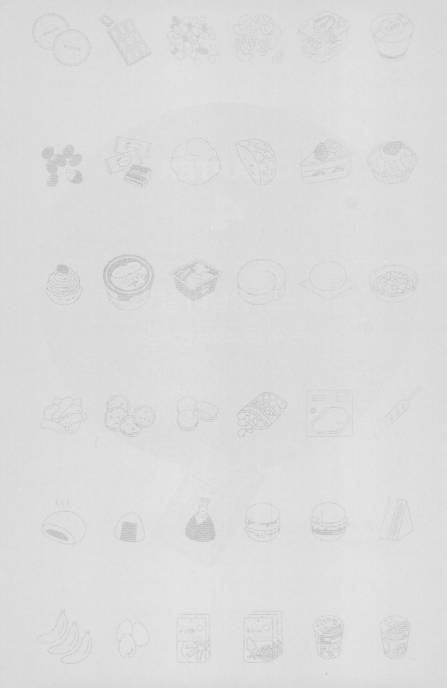

CHAPTER
4

간식으로 궁합이 잘 맞는
음식을 고르는 법

'평상시 먹던 음식'이
'최고의 간식'으로 변신

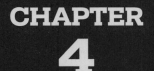

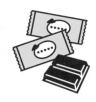

'집에 있는 음식'을 맛있게 먹어서 배를 확실히 채우자.

지금까지 우리는 '살찌지 않는 간식', '보다 건강해지는 간식'에 대해 설명했다. 독자들이 "아, 이 정도면 따라할 수 있겠네요." 하고 생각해준다면 매우 기쁘겠다.

나 역시 인간의 의지가 얼마나 약한지 실감하고 있다. 간식을 대단히 좋아하는 사람으로서, 참는 것보다는 **'먹고 싶다'는 기분을 적당히 만족시키면서 조절해 가는 것이 일상의 즐거움**이라는 점도 잘 알고 있다. 살이 찌지 않기 위해서도, 또 건강의 유지와 증진을 위해서도 그 편이 더욱 효과적이다.

이 장에서는 간식 애호가로서 내가 상비하고 있는 음식과 추천하는 간식 레시피를 전해주고자 한다. 또한 앞에서 미처 소개하지 못했던 간식에 대한 힌트도 제공할 것이다.

간식 애호가의 추천 간식 ①

[상비품]

· 요구르트(소량 포장된 것)

· 우유

· 6P 치즈

· 방울토마토

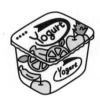

· 인스턴트 수프

· 키위

· 한천

· 다크 초콜릿

▶ 약간 출출할 때 가볍게 먹을 수 있고 만족도가 높다.

▶ 인턴트 수프에 한천을 녹여 먹어도 맛있다.

▶ 요즘 추천하는 간식은 우유에 녹여 먹는 포타주 수프*
이다. 영양 밸런스와 포만감 모두 탁월하기 때문이다!

*편집자주: 수프의 하나. 체에 거른 야채, 생선, 고기, 곡식 따위의 여러 가지 재료로 만든다

간식 애호가의 추천 간식 ②

'키위+소금'은 '먹는 링거'

키위는 과일 중에서도 특히 비타민C와 칼륨 함량이 높다.

땀을 흠뻑 흘린 날에는 반으로 자른 키위에 가볍게 소금을 뿌려 먹는 것이 정답이다. '먹는 링거'라고 할 수 있을 만큼 칼륨과 수분, 나트륨을 충분히 공급해 주는 조합이다.

· 반으로 자르면 바로 스푼으로 떠먹을 수 있다.
· 슈퍼에서 일 년 내내 거의 같은 가격에 팔고 있다.
· 1개 단위로 판매되므로 필요한 만큼
살 수 있다.
· 개당 80Kcal 정도이다.
· 오래 보존할 수 있고 쉽게 상하지 않는다.

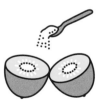

그야말로 간식으로 딱 맞는 식품이므로, 냉장고에 상비해 두는 게 좋다.

간식 애호가의 추천 간식 ③

수제 야채칩

간식으로 야채를 섭취하고 싶다면 야채칩을 만들어 먹는 것은 어떨까?

시판중인 야채칩의 재료는 감자나 고구마처럼 당질이 많은 야채들인데 조리하기 쉬우니 좋아하는 야채로 가정에서 직접 야채칩을 만들어 보기 바란다(단, 재료의 특성상 잎채소는 사용하지 않는 것이 좋다).

방법은 아주 간단하다. 우엉, 호박, 당근, 연근 등 기호에 맞는 야채를 얇게 썰어 오븐 토스터로 가열하기만 하면 수분이 날아가면서 바삭거리는 과자 상태가 된다.

단 맛을 원하는 사람은 바삭해진 야채에 약간의 설탕과 콩가루를 뿌려 먹어도 좋다. 콩가루가 첨가되면서 대두의 단백질도 함께 섭취한다는 것이 핵심이다.

간식 애호가의 추천 간식 ④

냉동 과일

바나나와 귤 등을 얼린 '냉동 과일'도 추천할 만한 간식이다.

물론 그냥 먹어도 좋지만 얼리면 식감이 더욱 상승한다. 차가운 자극과 단단한 식감 때문에 많이 먹을 수 없어서 신속하게 포만감을 얻게 된다.

단, 몸이 쉬 차가워지는 사람에게는 별로 추천하지 않는다.

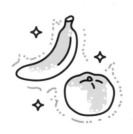

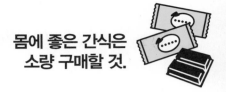

몸에 좋은 간식은
소량 구매할 것.

171쪽에서 소개했듯이, 우리 집 냉장고에는 소량으로 포장된 요구르트나 여섯 조각짜리 치즈가 상비되어 있다.

칼슘을 보충하는 데 유제품만한 것이 없기 때문인데, 특히 소량 포장된 제품을 상비해 두고 있는 이유가 있다. **소량으로 포장되어 있으면 칼로리를 얼마나 섭취했는지 정확히 알 수 있고, 또 '몸에 좋은 음식을 제대로, 적절한 양에 맞춰 먹고 있다'고 확신할 수 있기 때문**이다.

가령 여섯 조각짜리 치즈는 개당 칼로리가 약 60Kcal이며 칼슘 함유량은 약 100mg이다.

1개만 먹어도 일일 칼슘 권장량(600mg) 6분의 1을 충당할 수 있으며, 2개로는 약 3분의 1을 충당할 수 있다.

칼로리 조절에 효과적일 뿐만 아니라 "오늘도 몸에 좋은 음식을 제대로 먹었다."는 사실을 확인할 수 있는 것도 중요한 이유이다.

⬚ 왜 '소량 포장된 식품'이 건강에 좋을까?

예전부터 음식과 건강에 관해 품어온 의문이 하나 있다. 정신적으로 피곤하거나 보통 때보다 머리를 많이 쓴 날이면 간식을 많이 먹거나 몸에 안 좋은 음식을 먹고 싶어진다는 것이다.

나도 모르게 커피나 홍차에 설탕을 듬뿍 넣는다든지, 달콤한 과자빵이나 감자칩, 컵라면 같은 것을 폭식하기도 한다. **어찌된 일인지 피곤할수록 점점 더 몸에 안 좋은 식습관을 가지게 된다.** 일반적인 상태에서도 스트레스를 느끼면 칼슘이나 비타민C가 손실되는데 오히려 몸이 힘들 때 영양을 부족하게 만드는 행동을 하게 되는 것은 대체 왜일까?

이럴 때 신속하게 피로를 풀기 위해서는 간식으로 가볍게 영양소를 보충하는 것이 좋다. 이 점은 누구나 다 아는 사실이다. 하지만 피곤한 상태의 뇌는 어떤 간식을 얼마나 먹을지 판단하기 어렵다. 바로 그때 필요한 것이 소량 포장 식품이다. 영양 보급을 적절하게 도와주는 소량 포장 제품을 갖추고 있으면 뇌의 판단에 맡길 필요 없이 쉽게 음식을 먹을 수 있다. 이런 점에서 평소 바쁘게 움직이는 사람에게는 소량 포장된 간식을 상비해 둘 것을 추천한다.

간식의 강력한 지원군 –
'쉽게 지방이 되지 않는 기름'을 섭취하자.

요즘 자주 회자되는 '중쇄지방산'은 지질인데도 쉽게 살찌지 않는다. 또한 이 기름은 간식의 지원군이기도 하다.

기름, 즉 지질에는 같은 양의 당질이나 단백질의 두 배 이상 되는 칼로리가 들어 있다. "기름은 살이 찐다"는 인식이 생긴 것도 이 점 때문이다. 하지만 체내에서 재빨리 에너지로 변환되어 쉽게 체지방이 되지 않는 기름도 있다. 바로 중쇄지방산이다.

천연 기름 중에는 '코코넛 오일'에 많이 포함되어 있다. 코코넛 오일에 들어 있는 지방산(기름을 구성하는 성분)의 60%가 바로 이 중쇄지방산이다. 이 정도의 중쇄지방산을 함유한 기름은 인공적으로 중쇄지방산만을 추출한 MCT 오일과 마크톤 오일 밖에 없다.

따라서 평소 사용하는 샐러드유나 올리브 오일, 옥수수기름, 참기름 등을 코코넛 오일로 바꾸는 것만으로도 약간의 다이어트 효과를 누릴 수 있다(코코넛 오일을 맛있게 먹는 방법은 185쪽 참조). 단,

아무리 연소되기 쉽다고 해도 기름은 기름일 뿐이다. 코코넛 오일 역시 고칼로리 식품이라는 사실을 기억해 두라.

지방산의 종류

지방산에는 '중쇄지방산', '장쇄지방산', '단쇄지방산'이 있다(식품
에 들어 있는 지방산은 장쇄지방산과 중쇄지방산이다).

간단히 말해, 지방산이란 '수소가 달라붙은 탄소 사슬'인데, 그
사슬의 길이에 따라 '얼마나 살이 찌는지'가 달라진다. 중쇄지방산
사슬의 길이는 장쇄지방산의 약 반 정도이다.

중쇄지방산은 코코넛 오일뿐만 아니라 모유나 우유에도 들어
있다.

한편, 샐러드유, 올리브 오일, 참기름, 육류에 포함된 지질은 대
개 장쇄지방산이므로 살찌지 않는 기름은 아니다.

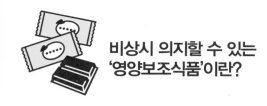

비상시 의지할 수 있는
'영양보조식품'이란?

　최근에는 '혈당치가 잘 올라가지 않는 간식' 혹은 '영양 보급에 도움이 되는 간식'이 많이 각광받고 있다. 이에 따라 식품 회사들도 '건강에 도움이 되는 간식'을 팔기 위해 아이디어를 짜내고 있다. 이번 항목에서는 이와 같이 '특별히 건강을 의식한 간식'에 주목해 보자.

　우선 맛과 종류가 모두 풍부하여 관리영양사로서 추천할만한 제품이 바로 '소이조이(SOYJOY)'(오쓰카[大塚] 제약)다.

　'소이(대두)'라는 이름처럼 주원료가 콩이기 때문에, 밀가루를 사용한 제품에 비해 '저당질'이라는 점이 소이조이의 가장 큰 특징이다. 무엇보다 혈당치가 급상승할 위험성이 낮다.

　그렇다고 '당질이 제로'인 것은 아니다. 성분표를 살펴보면 당질은 대략 6~14g, 지질은 4~10g, 단백질은 4~7g 정도가 들어 있다(맛에 따라 차이가 있다). 또한 개당 약 130~140Kcal이기 때문에, 한 개만 먹는다면 "간식은 200Kcal 이내로 먹는다"는 법칙도 지킬 수 있다.

또 고전적인 영양보조식품으로는 '칼로리메이트'(오쓰카 제약)*를 빼놓을 수가 없다. 이 제품은 소이조이에 비하면 당질이 약 40g 정도로 훨씬 많지만, 지질, 단백질은 물론 비타민B1, B2, 비타민C 등 11종의 비타민과 칼슘, 철, 마그네슘 등 6종의 미네랄도 포함되어 있다. 지질은 20g보다 약간 많고, 단백질은 8g보다 약간 많다(맛에 따라 차이가 있다). 당질 함량이 높지만 다른 영양소도 충분히 들어 있기 때문에 혈당치가 급격하게 올라가거나 하지는 않을 것이다.

칼로리메이트는 원래 아침을 먹을 시간이 없는 사람을 위해 개발된 간편한 식사 대용 식품이다. 필수 영양소가 골고루 들어 있기 때문에 '간식으로 영양을 보급한다'는 목적도 충분히 달성할 수 있다.

그러므로 당질만 생각하면 소이조이, 전체적인 영양을 생각하면 칼로리메이트가 적당하다고 할 수 있겠다.

⬤ 식욕 감퇴가 고민이라면

최근에는 액체로 된 영양보조식품이 늘어나고 있다. 구체적으로는 '메이밸런스(メイバランス)'(메이지, 明治)*나 '엔조이 크리밀(エンジョイクリミール)'(크리니코, クリニコ)*, '프로큐어Z(プロキュアZ)'(닛신 오리리오, 日清オイリオ)* 등을 들 수 있다.

고령자를 비롯하여 식욕 감퇴가 나타나는 사람에게는 영양 드링크를 추천한다. 액체이기 때문에 부담도 되지 않으면서 충분한 영양을 섭취할 수 있다.

공복일 때 마셔도 좋다. 60분 정도 지나면 영양이 몸에 골고루 퍼지면서 몸이 훅 달아오르고, 공복감이 사라진다.

이 제품들은 대부분 200Kcal 정도이다. 다양한 종류가 있으니 시음해 보고 구입하는 것도 좋겠다.

*편집자주: 일본에서 판매 중인 제품으로, 국내에는 출시되지 않았다.

피로하고 짜증이 나거나 초기 감기에 시달릴 때 필요한 간식

영양 드링크보다 더 효과적인 간식은 없을까?

계속 고된 업무에 시달리느라 피로가 쌓여 있거나 이제 막 감기에 걸려 평소 이상의 에너지가 필요할 때야말로 간식을 먹기에 적절한 시기다. 컨디션이 안 좋으면 한 번에 많은 양을 먹을 수도 없고, 식사량도 줄어들기 때문이다.

⊙ 감기 초기에는 키위 2개+따뜻한 우유

몸 상태가 별로일 때는 '키위(골드) 2개+따뜻한 우유'를 간식으로 먹어보자.

영양 면에서도 단백질과 비타민C는 몸의 원기를 회복시켜주는 최고의 콤비이다. 우유를 따뜻하게 데움으로써 **몸이 식지 않도록** 하는 것도 매우 중요하다. 몸이 식을수록 체력이 떨어지기 때문이다.

참고로 **'과일+우유'의 조합은 초조하거나 짜증이 날 때도 추천할만하다.** 우리 몸은 스트레스에 대항하면서 비타민C와 칼슘을 잃게 된다. 그때 과일로 비타민C를, 우유로 .칼슘을 보급해 주면 스트레스에 대한 내성을 높일 수 있다.

이때 키위 말고 다른 과일을 먹어도 좋고, 우유 역시 데워 먹든 차갑게 먹든 상관없다.

⊙ 코코넛 오일+계란 프라이+치즈+빵

몸이 피곤할 때는 '코코넛 오일을 곁들인 에그치즈 토스트'를 먹는 것이 좋다.

계란 프라이를 만들고 위에 식빵 한 장을 올린 다음, 코코넛 오일을 살짝 떨어뜨린다. 한 번 뒤집어 치즈를 올린다. 치즈가 녹으면 완성이다.

개당 350Kcal 정도 되니 매일 먹으면 살이 찌겠지만, 체력이 특별히 떨어진 경우라면 200Kcal 정도 초과해도 괜찮다.

코코넛 오일을 활용한
스태미나 간식

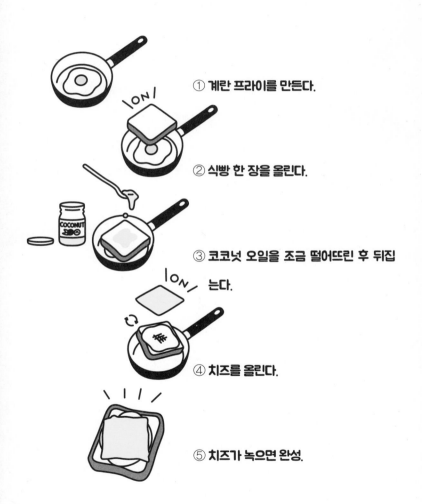

① 계란 프라이를 만든다.

② 식빵 한 장을 올린다.

③ 코코넛 오일을 조금 떨어뜨린 후 뒤집 는다.

④ 치즈를 올린다.

⑤ 치즈가 녹으면 완성.

⚛ 죽만으로는 충분한 회복이 불가능하다!

감기에 걸리면 우동이나 죽을 먹는 것이 일반적이다.

물론 위장 기능이 저하되어 있을 때는 이렇게 소화가 잘 되는 음식을 먹는 것도 나쁘지 않다. 우동이나 죽은 모두 당질이다. **당질은 '에너지'가 될 뿐, 감기에 걸려 망가진 세포를 회복시키거나 잃어버린 체력을 보충해 주는 영양소는 아니다.** 계란이라도 풀어 넣으면 그나마 낫다.

따라서 보다 신속하게 체력을 회복하려면, 간식을 통해 비타민이나 단백질, 지질을 보충해 주어야 한다.

이때 앞에서 소개한 간식들을 먹어도 좋지만, "아무래도 위가 좀 거북할 것 같다."는 생각이 든다면 계란과 우유로 만든 '밀크셰이크'도 추천할 만하다. 이 경우에도 조금 따뜻하게 데워서 마시는 게 좋다.

밀크셰이크 만드는 법

① 계란을 푼다.

② 우유를 넣는다.

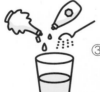

③ 기호에 따라 설탕이나 메이플 시럽, 꿀

을 약간 첨가한 후 살짝 데운다.

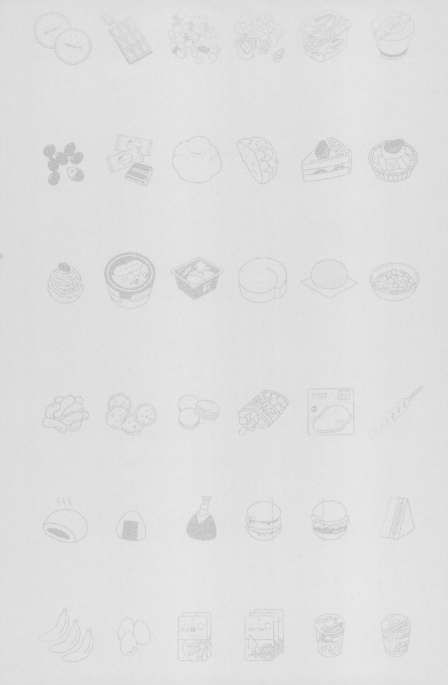

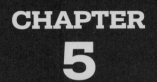

CHAPTER
5

"GS25 음식"에 한껏 빠져 보자!

건강을 위해
어떤 음식을 골라야 할까?

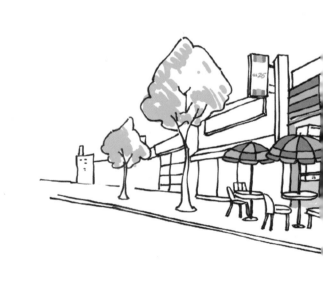

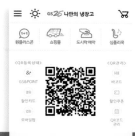

1 삑-
결제

GS25에서 결제할땐
할인/ 적립/ 보관/ 결제를 한번에!

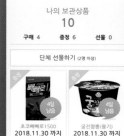

2 증정품
보관

GS25에서 행사상품 구매하고
증정품 보관하기!

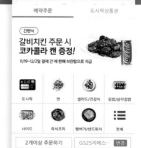

3 도시락
예약

가까운 GS25 점포에서
원하는 시간에 도시락을 찾아가기!

GS25 나만의 냉장고
지금 다운받으시고 다양한 혜택을 누려보세요!

일요일의 도서

있는 것은 아름답다
앤드루 조지 | 서혜민 역

두려움, 잘못된 집착, 어리석은 가치 등에 붙들린 하루하루,
마지막 순간에 나는 과연 무엇을 가장 가치 있게 여기게 될까?

호흡 혁명
음슈옌 | 이소희 역

백년 건강을 좌우하는 호흡법!
각종 질병과 고통의 원인은 호흡에 있다

발레리나를 찾아라
글 안나 클레이본 그림 아비게일 고 | 서혜민 역

발끝을 세우고 아름답게 팔을 뻗은 발레리나는 어디에 있을까?
아이도, 엄마도, 아빠도 모두모두 발레리나를 찾아라!

소아과 의사는 자기아이에게
약을 먹이지 않는다
도리우미 가요코 | 채숙향 역

처방되는 약의 90%는 왜 실제로 필요 없는가?
소아과 의사 엄마가 말하는 의료 기관, 의사 활용 가이드

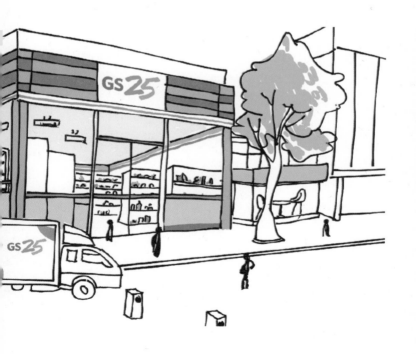

GS25 상품을 비교해 보자.

마지막으로 이번 장에서는, GS25 대표 식품 중 '보다 간식에 적합한 것'을 골라 보도록 하자. '주재료'가 비슷한 상품이라면 간식으로서의 추천도도 동일하다고 할 수 있다.

간식으로서의 추천도는 4단계, 즉 '◎'(최적), '○'(적합), '△'(보통), 'X'(부적합)로 나누었다.

지금까지 설명한 것과 같이, 매일 먹는 간식은 완전식품일 필요가 없다. 하지만 어떤 음식을 골라야 할지 망설여진다면, '보다 몸에 좋은 것' 혹은 '보다 살찌기 어려운 것'을 선택해보라. 그런 자세야말로 건강 개선과 비만 해결의 첫걸음이다.

허쉬 다크 앤 화이트 쿠키
vs
로아카 다크 초콜릿

허쉬 다크 앤 화이트 쿠키

주재료
소맥분, 설탕, 우유, 쇼트닝, 버터 등

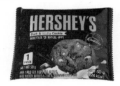

로아카 다크 초콜릿 ○

주재료
설탕, 카카오매스, 전분유, 코코아버터

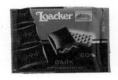

간식으로
「로아카 다크 초콜릿」을 추천한다

쿠키는 당질 함유량이 초콜릿의 약 1.5배(200kcal 분량 기준)나 되므로 쿠키를 먹으면 혈당치가 크게 올라간다. 포만감까지 고려하면 초콜릿이 ○(적합).
약간의 초콜릿을 단백질 식품(계란이나 치즈, 요구르트 등)과 함께 먹으면 더욱 좋다!

지방이 과일컵
vs
매일견과25

지방이 과일컵

주재료
사과, 토마토

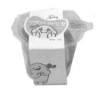

매일견과25

주재료
아몬드, 캐슈넛, 호두

간식으로
「지방이 과일컵」을 추천한다

사과와 토마토는 칼로리가 낮고 먹어도 혈당치가 잘 올라가지 않아 출출할 때 먹기에 가장 적합한 간식이다. 간식으로 과일을 섭취하면 다이어트 성공 확률이 높아지는 이점이 있다. 견과류는 칼로리가 다소 높아 과식에 주의해야 하지만 양질의 기름을 많이 포함하고 있고 포만감이 높기 때문에 ○(적합). 지방이 과일컵은 그런 우려조차 없으니 ◎(최적).

야쿠르트 그랜드라이트
vs
쁘띠첼 스윗푸딩

야쿠르트 그랜드라이트

주재료
우유, 과육, 설탕, 탈지전유

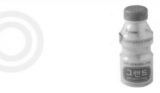

쁘띠첼 스윗푸딩

주재료
우유, 계란, 설탕, 바닐라빈

간식으로
「야쿠르트 그랜드라이트」를 추천한다

야쿠르트 그랜드라이트는 칼로리가 단연 낮아 간식을 많이 먹고 싶어 하는 사람에게 특히 추천한다. 유산균도 섭취할 수 있어 ◎(최적). 쁘띠첼 스윗푸딩은 포만감이 높고 영양 밸런스가 잘 맞지만 설탕이 다량 함유되어 식후 혈당이 높아지기 쉽고, 생크림 등이 들어가면 칼로리가 훌쩍 뛰므로 주의가 필요하다.

말차 아몬드 초코볼
vs
비터초콜릿

말차 아몬드 초코볼

주재료
말차, 아몬드, 코코아버터, 식물성 유지

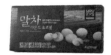

비터초콜릿

주재료
설탕, 카카오매스, 식물성 유지, 전분유, 코코아버터 등

간식으로
「비터초콜릿」을 추천한다

초콜릿은 카카오 함량이 높을수록 좋다(예) 드림카카오 72%). 초코볼은 식감 때문에 과식하기 쉽다는 문제가 있지만 양만 조절할 수 있으면 간식으로 먹어도 좋다.

아몬드 초콜릿
vs
웨하스 초콜릿

아몬드 초콜릿

주재료
설탕, 아몬드, 전분유, 카카오매스, 식물유지 등

웨하스 초콜릿

주재료
설탕, 전분유, 식물유지, 설탕, 카카오매스, 소맥분 등

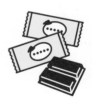

간식으로
「웨하스 초콜릿」을 추천한다

소맥분이 주재료인 웨하스 초콜릿을 먹으면 혈당치가 올라가기 쉽고, 아무래도 아몬드를 함유한 편이 영양 밸런스가 더 좋다. 초콜릿이 포함된 비스킷 등을 먹어도 비교적 쉽게 혈당치가 높아진다. 그러니 단품으로 200Kcal를 채우려고 하지 말고, 고단백 식품과 함께 먹는 것이 바람직하다.

위대한 크림앤슈빵
vs
멜론빵

위대한 크림앤슈빵

주재료
크림, 계란, 우유, 식물유지, 소맥분 등

멜론빵

주재료
소맥분, 설탕, 마가린, 계란, 우유 등

간식으로
「위대한 크림앤슈빵」을 추천한다

멜론빵은 고칼로리인데다가 섭취 후 혈당치가 증가하기 쉬워서 간식으로 부적합하다. 정 원하면 고단백 식품을 곁들이고 세 번에 나누어 섭취하도록 하자.

한편 크림빵은 껍질이 얇고 크림(단백질, 유지) 함량이 높아 ○(적합).

조각 케이크
vs
달콤한 감귤 타르트

조각 케이크

주재료
생크림, 딸기, 계란, 설탕, 소맥분 등

달콤한 감귤 타르트

주재료
과일, 크림, 당류, 소맥분, 버터, 우유 등

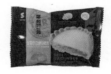

간식으로
「달콤한 감귤 타르트」를 추천한다

타르트는 소맥분과 설탕 덩어리인 빵 부분의 분량이 적고, 버터가 많이 들어 있으며 포만감도 높은데다 한 개를 다 먹어도 200Kcal를 넘지 않아 ○ (적합).

조각 케이크는 빵 함량이 높아서 한 조각을 통째로 먹으면 칼로리가 초과되고, 혈당치도 급격하게 올라가기 쉬우니 가급적 피하는 것이 좋다.

카페스타일 치즈 케익
vs
몽블랑

카페스타일 치즈 케익

주재료
자연 치즈, 계란, 설탕, 우유, 소맥분 등

몽블랑

주재료
크림, 밤 페이스트, 계란, 찐 단밤, 설탕, 소맥분 등

간식으로
「카페스타일 치즈 케익」를 추천한다

치즈 케이크는 의외로 소맥분의 양이 적어 먹어도 혈당치가 급격하게 상승하지 않기 때문에 ○(적합).

흔히들 몽블랑이나 호박 케이크는 견과류, 채소를 재료로 하기에 건강한 음식이라고 생각한다. 그러나 실은 당질 함량이 높은 편이라 가급적 피하는 것이 좋다(✕).

하겐다즈 아이스크림
vs
락토 아이스

하겐다즈 아이스크림

주재료
크림, 탈지농축유, 설탕, 난황, 바닐라향 등.

락토 아이스

주재료
설탕, 물엿, 식물유지, 유제품, 과당, 난황 등

간식으로
「하겐다즈 아이스크림」을 추천한다

아이스크림은 맛이 진하고 유분이 많아서 포만감이 높다. 단 고칼로리이기 때문에 양 조절에 신경 써야 한다.
아이스크림 중에서도 유고형분 함량이 낮은(3~10%) 「락토 아이스」는 다른 아이스크림에 비해 포만감이 낮다.

카페스노우 모찌롤케익
vs
찐빵

카페스노우 모찌롤케익

주재료
크림, 계란, 당류, 식물유지, 소맥 등

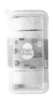

찐빵

주재료
팥소, 소맥분, 정제당밀, 그라뉴 등

간식으로
「카페스노우 모찌롤케익」을 추천한다

카페스노우 모찌롤케익은 빵보다 크림이 차지하는 분량이 많고 계란이나 버터 등을 재료로 하기 때문에 섭취 후 혈당치가 완만하게 상승한다. 가급적 빵 부분이 적고 크림이 많은 것을 고르는 편이 좋다.
찐빵 중에는 팥알이 살아 있는 것을 골라야 식이섬유를 더 많이 섭취할 수 있다. 가급적 피가 얇은 것을 먹음으로써 혈당치가 급상승하지 않도록 한다.

리츠 샌드위치 크래커
vs
감자칩

리츠 샌드위치 크래커

주재료
소맥분, 식물유지, 설탕, 포도당 과당액당 등

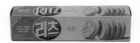

감자칩

주재료
감자, 식물유, 식염 등

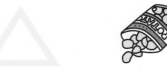

간식으로 먹는다면
「리츠 샌드위치 크래커」를 추천한다

크래커와 감자칩은 모두 당질이 많아서 혈당치를 급격하게 끌어올리는 식품
이다. 단, 리츠 샌드위치 크래커의 경우 최근 개별 포장이 늘어나는 추세라
일일이 포장을 까는 수고를 해야 한다. 얼만큼 먹었는지 확인하기 쉬우므로
O(적합).

감자칩은 칼로리가 높고 무의식적으로 자꾸 손이 가는 음식이라 과식에 주
의해야 한다.

※일반 크래커의 추천도는 ▲(보통)

시져시져샐러드
vs
프랑크소시지

시져시져샐러드

주재료
치즈, 양상추

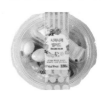

프랑크소시지

주재료
돼지고기, 쇠고기, 식염, 당류, 향신료 등

간식으로
「시져시져샐러드」를 추천한다

단백질이 풍부하다는 공통점이 있지만 칼로리에서 큰 차이가 난다. 시져시
져샐러드는 치즈, 지방, 식이섬유가 골고루 들어 있으며, 칼로리가 높지 않
아서 ◎(최적).
프랑크소시지는 편의점 간식 중에서도 특히 칼로리가 높은 편이다. 다음
식사가 늦어질 경우에는 먹어도 괜찮지만 한 개만으로도 목표 칼로리가 초
과되는 것이 문제다.

명란마요 주먹밥 삼각김밥
vs
제육볶음 주먹밥 삼각김밥

명란마요 주먹밥 삼각김밥

주재료
쌀, 명란젓, 명란마요소스, 백설탕 등

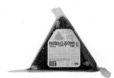

제육볶음 주먹밥 삼각김밥

주재료
쌀, 돼지고기앞다리살, 양파 등

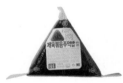

간식으로
「제육볶음 주먹밥 삼각김밥」을 추천한다

명란마요 주먹밥 삼각김밥에는 단백질이 소량 들어 있어 삶은 달걀 등의 고단백 식품을 곁들여 먹으면 ○(적합).

제육볶음 주먹밥 삼각김밥은 단백질, 지질 함유량이 높고 섭취 후에도 혈당치가 잘 올라가지 않는데다 포만감이 높아서 ○(적합).

맥주단짝 먹태
vs
철판구이 오징어와 볶음땅콩

맥주단짝 먹태

주재료
자연 치즈, 으깬 대구살, 식물성 단백질

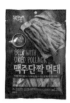

철판구이 오징어와 볶음땅콩

주재료
오징어, 식염 등

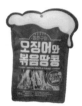

간식으로
「철판구이 오징어와 볶음땅콩」을 추천한다

두 가지 모두 칼로리가 낮고 단백질이 많아서 간식으로 먹기에 아주 좋다. 특히 마른 오징어는 씹는 식감이 좋아서 ◎(최적). 맥주 단짝 먹태는 의외로 설탕 함량이 높아 먹자마자 혈당이 올라간다. 부드럽게 씹히는 편이라 방심하고 먹었다간 적정 칼로리를 초과하기 쉽다.

약이도 실패지 않는 기적의 간식 활용법

간식 혁명

1판 1쇄 발행 2018년 11월 23일
1판 1쇄 인쇄 2018년 11월 19일

지은이 아다치 가요코
옮긴이 채숙향
펴낸이 김장근
기획 마케팅 총괄 Eshonkulov Parviz
편집 전예진 김기준
디자인 공간42 이용석
마케팅 한동석 임유진 임혜정
인쇄 지에스테크
펴낸곳 ㈜엠디 인사이트 (도서출판 일요일)
출판등록 제 2018-000047 호
주소 서울특별시 송파구 송파대로 201 송파테라타워2 B동 6층 624·2호
전화 02-6959-4080
팩스 02-6959-4088
블로그 blog.naver.com/ilyoilbooks **페이스북** www.facebook.com/ilyoilbooks
이메일 ilyoilbooks@naver.com

값 13,000 원

ISBN 979-11-959483-5-2 [13510]

도서출판 일요일은 당신의 소중한 투고 원고를 기다립니다.
책 출간 기획안이나 원고가 있으신 분은 ilyoilbooks@naver.com으로 보내주세요.